顾自悦临证用方集要

顾自悦 张小健 魏 青 主编

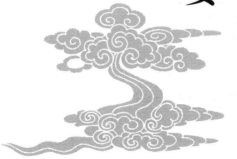

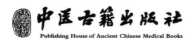

中医古籍出版社

Publishing House of Ancient Chinese Medical Books

图书在版编目（CIP）数据

顾自悦临证用方集要 / 顾自悦，张小健，魏青主编
.—北京：中医古籍出版社，2021.7
　ISBN 978-7-5152-2168-7

　Ⅰ.①顾… Ⅱ.①顾…②张…③魏… Ⅲ.①中医临
床—经验—中国—现代 Ⅳ.① R249.7

　中国版本图书馆 CIP 数据核字（2020）第 207063 号

顾自悦临证用方集要

顾自悦　张小健　魏　青　主编

责任编辑　刘　婷
特约编辑　张　威
出版发行　中医古籍出版社
社　　址　北京市东城区东直门内南小街 16 号（100700）
电　　话　010-64089446（总编室）010-64002949（发行部）
网　　址　www.zhongyiguji.com.cn
印　　刷　北京泰锐印刷有限公司
开　　本　880mm×1230mm　1/32
印　　张　8　彩插 16 页
字　　数　160 千字
版　　次　2021 年 7 月第 1 版　　2021 年 7 月第 1 次印刷
书　　号　ISBN 978-7-5152-2168-7
定　　价　38.00 元

《顾自悦临证用方集要》编委会

主　编　顾自悦　张小健　魏　青

副主编　柳淑青　郝春波

编　委（以姓氏笔画为序）

王迎昌　王振垚　史丹丹　刘宏伟

刘晶晶　许长敏　李冬生　周　媛

原　晨

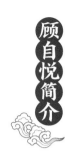

顾自悦简介

顾自悦，主任医师，1954年5月出生，毕业于首都医学院中医系（现首都医科大学中医药学院）。毕业后从事中医脑血管病临床医疗和带教工作，担任北京中医医院顺义医院副院长工作至退休。在职期间，任区域脑血管病防治中心副主任，北京医学会 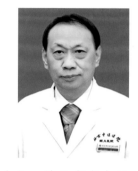 理事会理事，顺义区卫生局医学会副会长。被北京市中医管理局聘为第四批北京市老中医药专家学术经验继承工作指导老师，北京市中医药传承"双百工程"指导老师。2013成立"北京中医药薪火传承'3+3'顾自悦基层老中医传承工作室"，共接收弟子4人。2017年成立"顾自悦全国基层名老中医药专家传承工作室"，共接收弟子11名，为北京中医医院顺义医院脑病学科学术带头人。2014年退休后返聘在北京中医医院顺义医院从事脑病科临床工作至今。

顾自悦主任医师是北京中医医院顺义医院脑病科学术带头人，对于北京中医医院顺义医院的脑病科的发展起了积极促进的作用，该科现已成为国家级农村重点专科建设单位和北京市级重点专科。

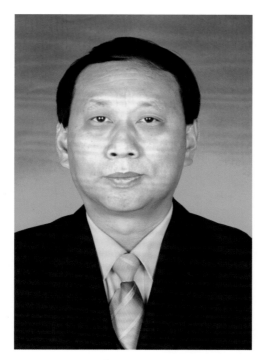

顾自悦主任医师

聘 书

兹聘 顾自悦 为北京中医药
传承"双百工程"指导老师，聘
期三年。

北京市中医管理局
二〇一五年十二月

双百工程聘书

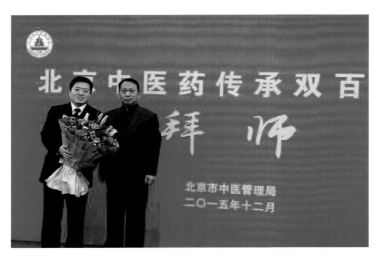

双百工程拜师

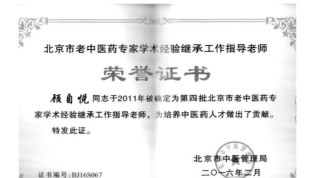

北京市老中医药专家学术经验继承工作指导老师

荣誉证书

顾自悦 同志于2011年被确定为第四批北京市老中医药专家学术经验继承工作指导老师，为培养中医药人才做出了贡献。特发此证。

北京市中医管理局
二〇一六年二月

证书编号：BJ16S067

"北京市老中医药专家学术经验继承工作指导老师"
荣誉证书

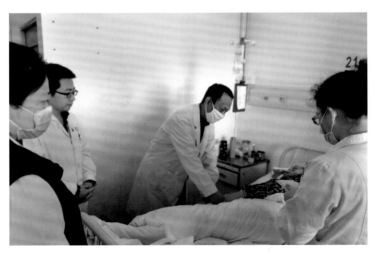

顾自悦主任医师查房

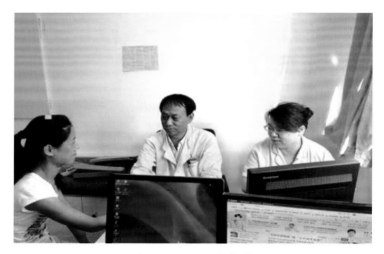

顾自悦主任医师出诊带教

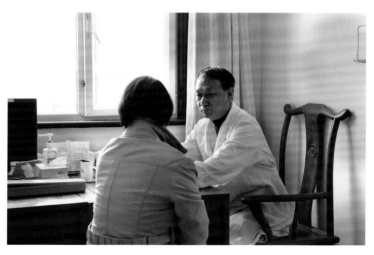

顾自悦主任医师出诊

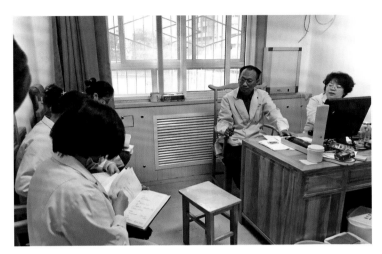

顾自悦主任医师授课

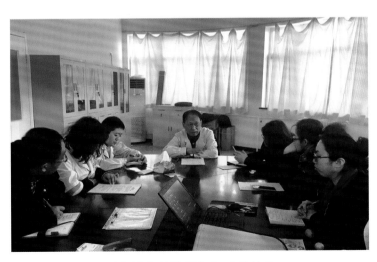

顾自悦主任医师组织病历讨论

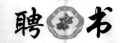

聘书

顾自悦 同志：

您被推选为北京医学会第十八届理事会理事，任期四年。

北京医学会

二〇〇八年十二月三十日

北京医学会第十八届理事会理事聘书

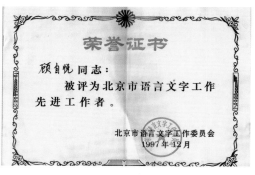

荣誉证书

顾自悦 同志：

被评为北京市语言文字工作先进工作者。

北京市语言文字工作委员会

1997年12月

北京市语言文字工作先进工作者荣誉证书

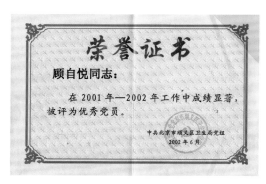

荣誉证书

顾自悦同志：

在 2001 年—2002 年工作中成绩显著，被评为优秀党员。

中共北京市顺义区卫生局党组

2002 年 6 月

优秀党员荣誉证书

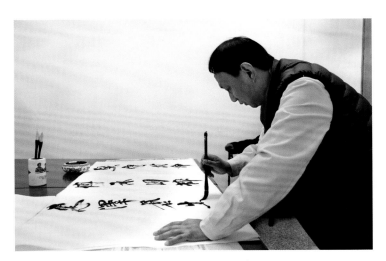

顾自悦主任医师题字

顾自悦主任医师义诊宣教

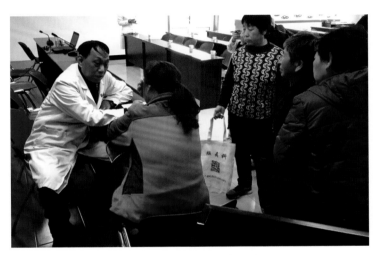

顾自悦主任医师义诊巡诊

顾自悦主任医师，1954 年出生于北京城郊，毕业于首都医学院中医系（现首都医科大学中医药学院），从事中医脑病临床医疗及带教工作长达 40 余载。他自幼立志于为百姓摆脱缺医少药的困境而发奋，具有扎实的中西医理论基础，为人谦和，勤奋好学，精研经典，苦练仁术，疗效颇佳。曾任北京市顺义区中医医院（现北京中医医院顺义医院）副院长、北京市级老中医药专家学术经验继承工作指导老师、北京中医药传承"双百工程"指导老师、全国基层名老中医药专家传承工作室及北京市中医药"薪火传承 3+3 工程"基层老中医传承工作室指导老师，广收弟子10 余名。在多年的行医生涯中，学验俱丰的他将理论与实际有效结合，逐渐形成了自己一套独特的学术思想和临床经验，不仅在脑病科（神经科）的疾病诊治方面成就颇丰，而且在内科、妇科、皮肤科等学科也有相当高的造诣，非常值得传承与发扬。

　　中医之发展，经历数千年而不衰，得益于文化之滋养、理论之完备、临床之效用，更有薪火之相传的重要作用。传承是中医药创新发展的基础，在中医药事业发展中具有十分重要的地位。中医的传承，除了医德方面以外，还应包括传承思辨体系、学术思想、临床经验等。为了全面继承顾自悦老中医的学术思想及临床经验，启迪后学，发展中医药文化，弟子们将顾自悦主任多年来积累的临床诊疗经验、遣方用药体会、传承带教心得等进行了全面总结整理，最终凝练成《顾自悦临证用方集要》一书并付梓发行。

本书旨在从不同的角度挖掘顾自悦主任的学术思想和临床经验，从而对其进行系统整理。它既是对顾自悦主任医德医风的发扬，亦是对其中医临床经验的全面继承，同时也为广大中医临床工作者以及热爱中医事业的朋友们提供一本珍贵的临床参考书。

北京中医医院顺义医院党委书记　魏青

2021 年 6 月

前言

　　顾自悦主任医师是北京市级名老中医，长期从事脑病诊疗工作。曾师从李广钧教授及陈勇教授，其学术思想深受二位老师影响。经过40余年临床实践，提出"脑病治疗以脾肾为本"的学术思想，并提出了脑病的基本治则以"健脾益肾为本，化痰祛瘀并重"的观念。顾自悦主任医师重视治学，强调教学互长，认为学习中医的方法一种是书本学习，尤其应以四部经典著作奠基；另一种是跟师学习，在跟师学习中，要勤思、勤问、勤记录，善于总结老师经验。他十分重视经典，严格要求学生掌握经典医籍之精髓，强调做好临床工作都是建立在重经典的基础上，具体到疾病诊断、病因病机、辨证、选方、用药各个方面均应重经典。但是在临床工作中又要灵活，不能刻舟求剑，重视经典和临床工作不是对立的，而是相辅相成的。在脑病的辨治方面，强调重视先天与后天的关系，使二者相互资助，相互促进，从而达到扶正祛邪的目的。临证时，既要运用中医四诊辨中医之证，又要学会运用现代诊疗手段和技术辨西医之病，要善于取二者之长，为我所用。

　　本书总结了顾自悦主任医师多年的临床经验，主要是以脑系病治疗为主，同时对内科、妇科、皮科疾病的治疗经验加以总结。我们择其精华，编纂成册，为中医临床工作者以及热爱中医事业的朋友提供一本珍贵的临床参考书。

编委会
2021 年 6 月

目 录

第一部分 临证经验 ……………………………………… 001

一、脑系疾病 …………………………………………… 003

脑系疾病概述 ………………………………………… 003

（一）中风 ……………………………………… 006

（二）头痛 ……………………………………… 034

（三）耳聋耳鸣 ………………………………… 053

（四）面瘫 ……………………………………… 058

（五）老年性痴呆 ……………………………… 061

（六）眩晕 ……………………………………… 064

（七）颤证 ……………………………………… 071

（八）郁证 ……………………………………… 076

（九）三叉神经痛 ……………………………… 079

（十）臂丛神经炎 ……………………………… 084

（十一）不宁腿综合征 ………………………… 086

（十二）排尿性晕厥 …………………………… 088

（十三）焦虑症 ………………………………… 090

（十四）失眠 …………………………………… 096

二、其他疾病 …………………………… 101

 （一）咳嗽 …………………………… 101

 （二）汗证 …………………………… 105

 （三）心悸 …………………………… 108

 （四）白崩 …………………………… 111

 （五）痤疮 …………………………… 113

 （六）支气管哮喘 …………………… 115

 （七）老年性尿频 …………………… 118

 （八）胃炎 …………………………… 122

 （九）溃疡性结肠炎 ………………… 124

 （十）复发性口腔溃疡 ……………… 126

 （十一）眼睑痉挛 …………………… 129

 （十二）肾病综合征 ………………… 131

 （十三）甲状腺功能减退症 ………… 133

 （十四）银屑病 ……………………… 135

第二部分 药物经验 ………………… 141

一、解表退热——麻黄、葛根、柴胡 ……… 143

二、清热养阴生津——石膏、知母、生地黄 … 147

三、清热生津止渴——芦根、白茅根、石斛 … 150

四、平肝清肺——桑叶、菊花 ………………… 153

五、祛风——羌活、独活 ……………………… 155

六、解热——银柴胡、柴胡 …………………… 157

七、镇惊安神——龙齿、龙骨 ………………… 159

八、止咳——紫菀、款冬花 …………………… 161

九、滋阴——麦冬、天冬 ……………………… 163

十、理气——青皮、枳实、木香、沉香 ……… 165

十一、补阳——巴戟天、淫羊藿 …………… 170

十二、止汗——糯稻根、麻黄根、浮小麦 …… 173

十三、养血活血——当归、鸡血藤 ………… 176

十四、补血滋阴——熟地黄、何首乌 ……… 180

十五、滋阴潜阳——龟板、鳖甲 …………… 183

十六、平肝潜阳——珍珠母、石决明 ……… 186

十七、健脾燥湿——苍术、白术 …………… 188

十八、养血安神——酸枣仁、柏子仁 ……… 190

十九、活血调经——益母草、茺蔚子 ……… 192

二十、行气化湿止泻——白豆蔻、草豆蔻、

肉豆蔻 ……………………………… 195

二十一、活血调经——刺蒺藜、沙苑子 …… 198

二十二、清气分热——生石膏、寒水石 …… 200

二十三、补肾助阳——肉苁蓉、锁阳 ……… 202

二十四、清肺化痰止咳——浙贝母、川贝母 … 204

第三部分　自拟经验方总结 ……………… 207

一、三子平肝汤 ……………………………… 209

二、补肾生髓汤 ……………………………… 212

附：补肾益髓汤 ……………………………… 214

三、百合乌药降气汤 ………………………… 218

四、健脾养神汤 ……………………………… 221

五、柴桂解郁饮 ……………………………… 222

六、益气化痰汤 ……………………………… 225

七、胡颓牡荆汤 ……………………………… 227

八、地榆秦连汤 ……………………………… 229

九、育阴息风汤 ……………………………… 230

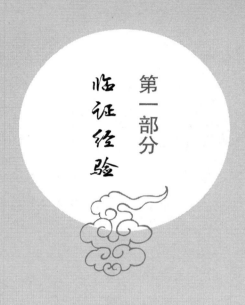

第一部分

临证经验

一、脑系疾病

脑系疾病概述

1. 脑病概念

　　脑病是指由于情志所伤、禀赋不足、年老体虚、久病失养等因素，引起脑的阴阳气血失调和功能失常的一类病证。脑病常见的临床表现包括头晕、头痛、乏力、不寐、耳鸣、耳聋、神昏、偏瘫、抽搐等。

2. 理论发展

（1）先秦时期

　　早在春秋战国时期，中医对脑已有了一定的认识。我国最早的医学典籍《黄帝内经》记载了关于脑的解剖、生理功能等雏形知识，对脑病的发病机制有了基本的认识，脑病证治处于萌芽状态。《灵枢·海论》所载的"脑为髓之海，其输上在于其盖，下在风府"、《灵枢·骨度》所载的"头之大骨围二尺六寸"等内容，经过现代测算已然很符合人体实际解剖结构。先秦医家认为：人体初生之时，在胚胎时期已经形成脑髓，但脑髓的生长发育及正常的功能还需要依赖后天的水谷之精的濡养。先天禀赋充足，后天脾胃运化有权，水谷精微上输于脑，髓海得充，则思维敏捷，智能健全。这是古代朴素的脑髓生理观之一。

顾自悦主任医师对于脑病治疗的理论基础也是源于此处，补肾健脾是治疗脑病的根本方法。《黄帝内经》中已对许多脑病的发病机制有了初步认识。《素问·至真要大论》云："诸风掉眩，皆属于肝。"《素问·奇病论》曰："在母腹中时，其母有所大惊，气上而不下，精气并居，故令子发为癫疾也。"认识到癫疾与先天不足有关。《黄帝内经》还认识到六淫邪气会导致脑病的发生，如《素问·风论》云："风气循风府而上，则为脑风。"可见，《黄帝内经》已把脑病的形成分为内、外二因。中风之论肇始于《黄帝内经》，虽未明确提出中风之病名，但其论述的"大厥""薄厥""偏枯"等症状表现与中风颇为吻合。

（2）汉唐宋时期

汉唐宋时期，中医学迅猛发展，取得了显著成就。《伤寒论》《诸病源候论》《备急千金要方》的面世更为中医学理论增添了新的内容。中医脑病学的发展主要体现在证治及方剂学方面，并提出了脑主神明的观点，脑病证治也有了新的开端。张仲景认为"脉络空虚，风邪入中"是中风的发病机制，他在《金匮要略·中风历节病脉证并治第五》中按照病情的轻重不同明确将中风分为中经络、中脏腑两种情况："邪在于络，肌肤不仁；邪在于经，即重不胜；邪入于腑，即不识人，邪入于脏，舌即难言，口吐涎。"以此作为辨证论治的依据，治疗上主张疏风散邪、扶正为主。仲景在《伤寒论》《金匮要略》中对于不寐从多角度立法、立方，如选用栀子豉汤、酸枣仁汤、柴胡加龙骨牡蛎汤等进行治疗。

（3）金元时期

金元以后对中风的理解突出以内风立论。刘河间认为："中风偏枯者，由心火暴甚，而水衰不能制之……则卒暴僵仆。"《素问玄机原病式》阐述了中风火热病机学说。李东垣认为中风非外来风邪，乃本气自病，提出了中风的正气自虚学说。朱丹溪认为中风是由于"湿土生痰，痰生热，热生风"所致，提出了湿痰生热生风之说。王履从病因学出发，首分"真中""类中"，将内风与外风进行了本质上的区分。

（4）明清时期

明清时代关于中风最著名的论点是"脑为元神之府"，脑的主宰作用在明代得到进一步确立。张景岳认为类中风证与外风无关，遂创"非风"之说。这个观点颇受清代医学家王清任所推崇。王清任对中风病机以气虚血瘀立论，创立了补气活血的补阳还五汤来治疗半身不遂。李中梓进一步提出区分中风的闭证与脱证，这个思路一直沿用至今。晚清及近代医家师承先贤，并汇通中西医学而倡导"内风脑病学说"。

（5）现代研究

及至现代，随着人口老龄化趋势的加剧，脑病发病率逐渐增高。脑血管疾病是中国人口的重要死亡原因，已经成为严重威胁人类健康、危及人类生命的常见疾病。脑病学的研究已成为现代生命科学的热点。其中化痰通腑法及清开灵注射液治疗中风痰热证在理论与方法上均有所突破，并已在全国推广。现代医家王永炎提出了"毒损脑络"学说。

现代医学研究发现，脂质代谢异常是动脉粥样硬化的关键，而脑动脉硬化是中风发生的病理基础。脂质代谢异常的结果是痰瘀互结，也就是痰浊瘀血沉积血脉。痰浊和瘀血是现代医学脂肪代谢异常的病理基础。王东生等[1]发现饮食不当是促成痰浊的主要外因，脾虚失运是形成痰浊的主要内因，因痰致瘀、痰瘀互结、沉积血脉是动脉粥样硬化病情发展的必然趋势。脂质代谢紊乱是脑动脉硬化发生的关键，而脑动脉硬化是中风发生的病理基础，脂质代谢紊乱已被公认为中风的危险因子。石宝全[2]通过研究发现，动脉粥样硬化病在血脉，根在脏腑，病理性质为本虚标实，证属痰瘀痹阻，以痰浊为重。

3. 治疗方针

顾自悦主任医师针对脑病的致病因素为"痰""瘀"，确立以化痰活血化瘀为主要思路的治疗方法。但是痰瘀产生的根本原因在于脾肾亏虚，脑与脾肾的关系极为密切，故健脾益肾是治疗中风的根本，因此顾自悦主任医师提出了"脑病治疗以脾肾为本"的理论。

（一）中风

1. 总论

中风在现代医学中称脑血管疾病，是至今危害人类健康的重大疾病之一。它被称为"四高疾病"，即发病率高、死亡率高、致残率高、复发率高。据统计，中风的死亡率高于心

［1］王东生，袁肇凯，陈方平．动脉粥样硬化"痰瘀"病理的理论探讨［J］．湖南中医学院学报，2004，24（5）：27-29.

［2］石宝全．祛痰化瘀法治疗动脉粥样硬化探要［J］．实用中医内科杂志，2008，22（11）：90-封3.

血管疾病及癌症。所以，不断地总结中风的中医药治疗经验，提高对中风的临床疗效，是每位脑病科医生的重要任务。

中医对于中风的认识已有两千多年的历史，在《黄帝内经》中就有对中风、头痛的记载。目前几乎所有的中医医院、综合医院、中西医结合医院都是以中西医两种体系进行脑科疾病的诊疗。临床医师在治疗中风时，必须利用现代医学的诊疗技术提高诊断率，避免延误病情；同时充分运用中医药诊疗方法对中风进行辨证治疗，以保证临床疗效。

顾自悦主任医师认为：老年患者中风恢复期或后遗症期，本身年老脾肾亏虚，又兼患病后久卧于床，耗伤气血，气虚运血无力，故致气虚血瘀；若患者素体痰盛或饮食失常，又会导致痰浊内生，化风化火，以致患者在气虚基础上又夹风、痰、火、瘀诸邪。治疗则以补阳还五汤益气活血为基础，合用涤痰汤燥湿化痰，并合用润肠通便、健脾益肾之品，使正气得补而邪气得除。

顾自悦主任医师在治疗中风时，对于常用的经典方剂如地黄饮子、补阳还五汤、小续命汤三张名方有着独到的见解。首先顾自悦主任医师认为中风分为4类：①偏枯：临床表现以半身不遂为主。②风痱：临床表现以四肢的弛缓性瘫痪、共济失调为主。③风痹：临床表现以身体不仁、感觉障碍为主。④风懿：临床表现以吞咽障碍、构音障碍为主。在临床使用时，细辨其证，准确选用，疗效显著。

小续命汤：头为诸阳之会，中风后肢体偏瘫，病之根源还在脑，活血化瘀虽为本病的主要治法，但其主要针对的是病理产物瘀血，而解决本病的根本方法在于维持脑部清阳的充盈，脑部清阳足则诸症愈。生麻黄久煎可升发清阳，川芎能助升发清气，两者相合，可谓升发阳气之绝妙配伍。本方治中风痹证，主要应用于脑血管病后出现的肢体软瘫、中风失语、感觉障碍、肢体拘挛等肢体肌张力障碍、感觉障碍等。

补阳还五汤：出自王清任的《医林改错》，方用黄芪、当归尾、赤芍、地龙、川芎、桃仁、红花，主治半身不遂、口舌歪斜、言语謇涩等，是治疗中风的首选方。王清任认为人体有十份阳气，伤及一半则发为中风，出现半身不遂等症状。此方力求恢复受损之五份阳气，故而得名。顾自悦主任医师治中风，积数十年经验，细审气血之荣枯，辨经络之通滞，运用此方疗效颇佳。临证中遇到不同情况的中风，基本上均可用此方加减论治。补阳还五汤的立法重点在补气。此方投以大剂量黄芪，约60~120g，治重补阳益气。其余诸药的药量相加不超过黄芪的药量，起到活血通络的作用。本方主要应用于脑血管病恢复期以及后遗症期的偏瘫、麻木、言语不利等症状。

地黄饮子：本方以熟地黄滋养肾阴为主，故用地黄作为方名。地黄饮子能滋肾阴、补肾阳、化痰开窍，主治喑痹证，症见舌强不语、足废不能用、口干不欲饮、足冷面赤、脉沉细弱等。全方药物包括熟地黄、山茱萸、石斛、麦冬、石菖蒲、远志、茯苓、肉苁蓉、肉桂、附子、巴戟天、薄荷、生姜、大枣等。熟地黄、山茱萸可补肾填精，肉苁蓉、巴戟天可温补肾阳，上四药合用以治下元虚衰；附子、肉桂可助阳益火，协同肉苁蓉、巴戟天温暖下元、补肾壮阳，并可摄纳浮阳、引火归元；石斛、麦冬滋阴益胃，补后天以重养先天；五味子酸涩收敛，合山茱萸可固肾涩精，又合肉桂能摄纳浮阳，纳气归肾。五药合用，加强滋阴温阳补肾之力。石菖蒲、茯苓、远志化痰开窍，以治痰浊阻窍之标，且与诸补肾药相伍，可交通心肾；生姜、大枣和胃调中，调和药性；薄荷疏郁利咽，增强轻清宣窍之力。全方诸药配伍，上下兼治，标本并图，以治下、治本为主，补中有敛，开中有合，为补通开合之剂，滋而不腻，温而不燥，乃是平补阴阳之方。凡中风之后出现言謇、音喑、肢废、饮食作呛、反应迟钝均宜投地黄饮子。此方应用于椎基底动脉系统脑梗死、脑出血、后循环缺血等疗效较好。

除了经典方剂，顾自悦主任在临床中也总结了自己经验方剂，在中风的不同时期应用起来，更加得心应手。

2. 中风先兆及初期（自拟益气活血通络汤）

【病证概述】

主症：中风患者多合并有三高病史，发病前往往出现先兆症状，如头目眩晕，半身麻木或半身不灵便，言语不利，记忆一过性丧失，或视物模糊，或短暂意识障碍，或伴有气短乏力，面色㿠白，自汗出，心悸，舌苔多薄白或白腻，脉象多弦滑。

辨证：气血失调，痰瘀阻络。

治法：益气活血，化瘀通络。

方药：自拟益气养血通络汤。

生黄芪 30～120g，当归 12g，川芎 12g，赤芍 12g，木瓜 20g，桃仁 10g，红花 10g，葛根 30g，桑枝 30g，牛膝 30g，丹参 30g，地龙 10～20g，陈皮 12g，半夏 9g，胆南星 10g。

方解：本方治疗由气血失调、痰瘀阻络所致的中风。风痰上扰，痰湿阻络，蒙蔽清阳，故头目眩晕，言语不利，视物模糊；气血失调，经脉闭阻，血行不畅，肌肤失养，则见半身麻木或半身不灵便；气血两亏，心脑失濡养则见气短乏力，面色㿠白，自汗出，心悸，一过性记忆丧失或短暂性意识障碍；舌苔白或白腻、脉弦滑均为气血不足、痰瘀阻络之象。故用自拟益气养血通络汤以益气活血、化瘀通络。方中生黄芪、当归益气养血；川芎、赤芍、桃仁、红花、丹参活血化瘀通络；木瓜、葛根、桑枝、牛膝活血通络、濡养肢体；陈皮、半夏、胆南星祛湿化痰通络；地龙入肝经，善行走窜，长于通行经络，多用于经络阻滞、血脉不畅、肢体麻木，又与黄芪、当归、川芎、丹参补气活血之品配伍，更加强了其通络之功效，故可应用10~20g。现代医学药理作用报道，该品有抗血栓、抗凝血、降血压、增强免疫的作用。

【验案举隅】

徐某，男，68岁，农民，阵发性头晕伴左侧肢体无力1个月。1个月前做头部磁共振检查，未见明显异常。颈部超声显示：双侧颈动脉多发硬化性斑块。曾住院治疗，西医诊断为短暂性脑缺血发作。予抗血小板聚集、抗动脉粥样硬化治疗，症状仍反复发作，每次持续数十秒，近1周发作频繁，为求改善症状前来就诊。2016年6月7日初诊：头晕，时有左侧肢体无力，偶有心慌，气短，健忘，舌质紫暗，舌苔白腻有齿痕，脉细涩。诊断为中风先兆，辨证为气血失调、痰瘀阻络，治以益气活血、化瘀通络，自拟益气养血通络汤：

生黄芪60g，当归12g，川芎12g，赤芍12g，木瓜20g，桃仁10g，红花10g，葛根30g，桑枝30g，牛膝30g，丹参30g，地龙10g，陈皮12g，半夏9g，胆南星10g。

二诊：服药7剂，头晕明显缓解，前方加赤芍10g。

三诊：服 7 剂后，头晕症状完全消失。

3. 中风发作期

中风发作期是以偏瘫进行性加重并伴有强度不同的神志障碍为其特征，症见肢体偏瘫，或不省人事，或牙关紧闭，或两手握固，或肢体拘急、抽搐。根据其临床表现又有闭证与脱证之别，但二者均属危急重症，必须分辨清楚。在西医规范用药的情况下，同时加用中医药辨证施治，非常有利于患者病情缓解和预后恢复。

（1）阳闭（自拟平肝息风潜阳汤）

【病证概述】

主症：可见昏迷、不省人事、牙关紧闭、两手握固，肢体偏瘫或强痉，面赤身热，气粗口臭，躁扰不宁，苔黄腻，脉象多弦滑有力。

辨证：肝阳暴亢，清窍被扰。

治法：辛凉开窍，平肝息风。

方药：自拟平肝息风潜阳汤（鼻饲或口服）。

龟甲（先煎）20～30g，石决明（先煎）30g，生牡蛎（先煎）30g，生地黄 30g，牡丹皮 10g，白芍 30g，羚羊粉（冲）0.6g，胆南星 10g，全蝎 3g，天麻 15g，钩藤（后下）30g，天竺黄 12g，牛膝 30g，石菖蒲 12g，大黄（后下）10～15g。

方解：肝阳暴亢、肝火痰热上扰则见昏仆或不省人事，牙关紧闭；气血上逆则见面赤身热，气粗口臭；痰热内扰则见躁扰不宁，苔黄腻，脉弦滑有力。方中龟甲、石决明、生牡蛎、生地黄、白芍、牡丹皮、牛膝滋补肝肾、平肝潜阳；天麻、钩藤、羚羊角粉清热平肝、息风定惊；胆南星、天竺黄、石菖蒲、全蝎涤痰清热开窍；生大黄通腑泻热。诸药合用，共奏辛凉开窍、平肝息风潜阳之功。

【验案举隅】

赵某，男，61岁，平素血压偏高，2017年8月18日晚膳之际，突然昏仆，至我院急诊，查头颅CT示左侧基底节区大面积血肿，诊断为丘脑出血，故收入院。症见神昏，发热（38.7℃），面赤，息鼾痰鸣，呼之反应微弱。口噤，撬视之，见口角流涎，舌右歪，质绛，苔黄厚。刺激时左肢能伸屈，而右侧瘫痪。血压185/115mmHg，脉数108次/分，左脉弦，右滑大。诊断为中风（中脏腑），辨证为痰热内闭，治以辛凉开窍、平肝息风，自拟平肝息风潜阳汤，用于鼻饲：

龟甲（先煎）20～30g，石决明（先煎）30g，生牡蛎（先煎）30g，生地黄30g，牡丹皮10g，白芍30g，羚羊粉（冲）0.6g，胆南星10g，全蝎3g，天麻15g，钩藤（后下）30g，天竺黄12g，牛膝30g，石菖蒲12g，生大黄（后下）10g。3剂。

二诊：体温降至37.5℃，血压150/95mmHg，面赤稍减，神识略清。前方不变，再予3剂。

三诊：热退（36.8℃），血压140/90mmHg，神识清，脉数减（82次/分），舌色由绛转红，苔仍腻浊。其火已减，痰浊仍甚。治以涤痰开窍，拟用涤痰汤加减：

法半夏12g，竹茹12g，橘红6g，枳实9g，茯苓9g，胆南星9g，天竺黄9g，羚羊角（冲）3g，钩藤30g，石决明30g，石菖蒲9g。

服14剂后，患者意识清晰，已可简单会意，右侧上肢可平移，下肢可抬离床面，后出院行康复治疗。

（2）阴闭（自拟涤痰息风醒神汤）

【病证概述】

主症：除昏迷以外，还可兼见面白唇紫或黯，静卧不烦，四肢发凉或痰涎壅盛，舌苔白厚腻，脉沉滑。

辨证：痰浊上扰，内闭心神。

治法：豁痰息风，醒神开窍。

方药：自拟涤痰息风醒神汤。

胆南星 12g，石菖蒲 15g，郁金 20g，橘红 15g，半夏 9g，茯苓 30g，僵蚕 10g，天麻 15g，钩藤 15g，枳实 10g，天竺黄 10g，竹茹 12g，全蝎 6g，砂仁 10g。

方解：痰浊壅闭，则见四肢发凉，静卧不烦，面白唇黯，舌苔厚腻，脉象沉滑。故用涤痰息风醒神汤，治以豁痰息风，醒神开窍。方中胆南星、橘红、半夏、茯苓、郁金、天竺黄燥湿化痰；石菖蒲、竹茹化痰开窍醒神；枳实破痰利膈；天麻、钩藤、僵蚕、全蝎化痰通络；砂仁健脾益肾，涤痰祛痰和中。全方共奏豁痰息风、醒神开窍之功。

【验案举隅】

吕某，男，59 岁。患者于 2018 年 6 月 13 日由家属发现不省人事，遂送至我院急诊，拟诊断为脑梗死，收入院治疗。查看患者，神识昏蒙，痰鸣鼻鼾，目合口张，遗尿，口角流涎，手足抽搐，汗出如油，便结，面白，两脉沉滑。辨证为痰浊上扰、内闭心神，治以豁痰息风、醒神开窍，自拟涤痰息风醒神汤：

胆南星 12g，石菖蒲 15g，郁金 20g，橘红 15g，半夏 9g，茯苓 30g，僵蚕 10g，天麻 15g，钩藤 15g，枳实 10g，天竺黄 10g，竹茹 12g，全蝎 6g，黄连 3g。3 剂。

二诊：2 剂后神志初清，有黏痰吐出，大汗已收，面白大减，脉仍沉细滑，舌苔白腻。提示患者机窍初启，痰浊未尽，肝风犹存，仍当治以平肝息风、化痰通络。原方去胆南星、天竺黄，加僵蚕 9g，刺蒺藜 9g，磁石 10g，菊花 10g，4 剂。

三诊：患者服前方 4 剂后，二便通利，渐思饮食。舌苔白腻，脉转细滑数。为防苦寒伤胃，去黄连，加砂仁 10g。

患者服药 7 剂后，肢体不遂、言语謇涩均有好转，遂出院。

（3）脱证（自拟回阳救逆保元汤）

【病证概述】

主症：高热昏迷，目合口开，面色苍白，鼻鼾息微，手撒遗尿，汗出肢冷，可见舌体萎缩，脉沉细弱或浮大无根。

辨证：元气衰微，阴阳欲绝。

治法：益气养阴，回阳救逆。

方药：自拟回阳救逆保元汤。

人参 30～60g，附子（先煎）15～30g，炙甘草 20g，麦冬 30g，五味子 20g，黄芪 30～60g，山茱萸 30～60g，生龙骨 30g，生牡蛎 30g，仙鹤草 30g。

方解：元气大伤，阴阳欲绝，故见昏仆，目合口开，汗出肢凉；舌萎缩、脉细弱或浮大无根乃是阴阳欲绝之象。方中人参大补元气，补脾益肺；附子回阳救逆，温补肾阳。二药合用，共奏益气回阳救逆之功。炙甘草益气健脾养心；人参、麦冬、五味子为生脉饮，益气养阴固脱；黄芪加强益气固脱之功，又配合龙骨、牡蛎止汗敛阴固脱；山茱萸大补肝肾之阴，为防止元气虚脱之要药，现代医学药理研究本品有抑制血小板聚集、抗血栓作用，故可重用 30～60g；仙鹤草又名"脱力草"，有很强的补虚作用，多适用于气血两亏之虚证。上诸药合用，以奏益气养阴、回阳固脱之功效。

【验案举隅】

谢某，男，72岁。2017年3月19日凌晨4时，突然出现意识不清，呼之不应。家属送至我院急诊，查头颅CT示多发腔隙性脑梗死，遂收入院。头颅MRI提示桥脑、丘脑、小脑多发急性期脑梗死，予抗血小板聚集、抗动脉硬化等治疗，患者意识仍不清，低热，自汗，二便失禁，刺激时右侧肢体可活动，左侧瘫痪。脉沉细，尺脉弱。测血压80/60mmHg，予以多巴胺维持。既往消渴病史30余年。辨证为元气衰微、阴阳欲绝，治以益气养阴、回阳救逆，拟用回阳救逆保元汤：

人参（另煎）30g，附子（先煎）15g，炙甘草20g，麦冬30g，五味子20g，黄芪60g，山茱萸30g，生龙骨30g，生牡蛎30g，仙鹤草30g。3剂，口服。

二诊：患者血压已升至120/85mmHg，多巴胺已停，患者意识转清，可应答，仍肢体不遂，后给予小续命汤调服，2周后患者可站立，遂出院转至康复科进一步康复治疗。

4. 中风恢复期

【病证概述】

1）风痰瘀血，痹阻经络：治宜活血化瘀、化痰通络，方用半夏白术天麻汤合涤痰汤。

2）肝肾亏虚，筋脉失养：治宜滋补肝肾、养血荣筋，方用地黄饮子加减。

3）气虚血瘀，脉络闭塞：治宜益气养血、通经活络，方用补阳还五汤加减。

4）恢复期：中风右侧宜治气，中风左侧宜治血。从中医阴阳学说观点来看，人体左为阴，右为阳，故左侧病治宜养血活血，右侧病治宜益气活血，疗效更佳。

【验案举隅】

验案一

张某，女，79岁，2017年4月10日初诊。患者肥胖体型，昨晚睡前觉右肢麻木，今晨醒后发现肢体偏瘫，送至我院门诊，考虑脑梗死收入院。头颅MRI示左侧基底节区脑梗死。症见右侧肢体麻木不遂，口角歪斜，舌体短缩，言语謇涩，头晕气短，脉细，舌淡胖有齿痕、有瘀斑。诊断为偏枯，辨证为气虚血瘀，治以益气活血、化瘀通络，自拟益气活血复遂汤：

生黄芪45g，仙鹤草30g，当归20g，川芎15g，赤芍12g，木瓜20g，桑枝30g，桃红10g，红花10g，血藤30g，牛膝30g，桂枝10g，杜仲30g，桑寄生30g，地龙15g，路路通15g。

二诊：7剂药尽，患者肢体麻木不遂好转，头晕缓解，仍有言语謇涩，脉细，舌淡边有齿痕，瘀斑已减，予前方加僵蚕10g，继服14剂。

三诊：患者服药后言语謇涩又轻，可独立行走。

分析：本案患者年近古稀，形盛气衰，肾元久亏，肝失滋荣，气虚失运，发为偏枯。益气活血复遂汤为顾自悦主任医师的自拟方，侧重于右侧偏瘫的治疗。方中黄芪、仙鹤草补益脾肺，益气通络；当归、川芎、赤芍、桃仁、红花、血藤养血活血，通络；桂枝、木瓜、桑枝以枝达枝，通经活络；杜仲、牛膝、桑寄生补益肝肾；地龙、路路通活血通脉。全方共奏益气、活血、通络之功。

验案二

陈某，男，75岁，高血压病史10余年，糖尿病病史20余年。2018年11月15日，患者正从事家务劳动，忽觉头有沉重感，旋即昏仆，不省人事，10分钟左右苏醒，左侧上下肢已偏瘫，口歪斜，流清涎不止，家属送至某西医医院急诊，考虑脑梗死，予溶栓治疗，左侧肢体不遂未改善，眩晕较重，遂至我院顾自悦主任医师门诊就诊。刻下见：左上、下肢不遂，无法站立，腿沉重，头晕而痛，言语謇涩，饮水呛咳，脉弦两尺无力。辨证为肝肾亏虚、血虚脉阻，治以补益肝肾、养血通络，自拟补肝益肾复遂汤：

熟地黄24g，山药12g，山茱萸12g，枸杞12g，菊花12g，石斛20g，炙甘草12g，牛膝30g，肉苁蓉30g，川续断20g，杜仲20g，炙何首乌20g，当归15g，川芎15g，路路通15g，地龙15g。

二诊：服药7剂后，呛食已愈，余证同前，依上方加葛根18g，僵蚕10g。

三诊：再服7剂后，诸症大减，仍脉弦尺弱，两腿乏力，头晕昏沉，乃肝肾亏虚。照上方加淫羊藿20g，天麻12g，煎服7剂。

3个月后随访，病已愈，独立行走，已无头晕腿沉，食纳正常，言语流利，反应略迟。

分析：本方为顾自悦主任医师的自拟方，侧重于左侧偏瘫的治疗。方中熟地黄、山药、山茱萸、枸杞、菊花补益肝肾；石斛、天冬、何首乌滋阴补肾，加强补益肝肾之功；牛膝、肉苁蓉、川续断、杜仲益肾通络；当归、川芎养血和血；

地龙、路路通通经活络。全方共奏补肝益肾、活血通络之功效。

5. 中风各种并发症

（1）卒中后抑郁

【病证概述】

卒中后抑郁为中风的一种并发症，临床多见。该病是在脑卒中的基础之上，由于患者的气机逆乱、肝气不达、情绪低落等原因，进而出现抑郁。两种疾病可互相影响，加重病情，所以应以疏肝解郁、养血安神为主要的治疗方法。中医对卒中后抑郁的治疗是以整体观念为基础进行辨证施治。

顾自悦主任医师认为卒中后抑郁多表现为情绪低落，睡眠障碍，心悸易惊。病机关键在于肝郁气滞，心神失养。大多数患者突然中风后无法接受现实，并对中风后生活质量的下降产生忧虑。情志不疏，导致肝失条达而发生抑郁。肝郁则抑脾，耗伤心气，心神失养、神失所藏而心神不安。针对此病机，治疗应予疏肝解郁，养心安神。顾自悦主任医师自拟柴桂解郁汤，达到标本兼治的目的。处方为：柴胡、郁金、半夏、黄芩、大枣、桂枝各 10g，龙骨、牡蛎、龙齿各 30g，党参 20g，生姜 6g，白芍 12g，合欢皮 15g。功效为疏肝解郁，益气镇惊。方中小柴胡汤疏肝解郁；桂枝内调阴阳，干姜温中健脾，党参补气，上三药均有滋补心胆气血的功能；龙骨、牡蛎、龙齿重镇安神。此外，本方柴胡为君，兼达疏肝利胆及调理脾胃之功效；桂枝为臣，兼具调理中焦、调和营卫之效用。君臣相和即为柴胡桂枝汤，调和阴阳与气血。

【验案举隅】

朱某，男，65 岁，主因中风后情绪抑郁 2 个月，于 2015 年 6 月 21 日就诊。患者 2 个月前患脑梗死，出现右侧肢体活动不利，言语欠清，肢体麻木，经住院治疗，患者肢体活动不利、麻木、言语不利均有所改善，现可独立行走，但患者于 1 个月前出现失眠，情绪低落，不愿配合康复治疗。现患者心悸易惊，脘腹胀满，时有悲伤。西医诊断为卒中后抑郁，中医诊断为郁证，辨证为肝郁气滞、心神失养，治以疏肝解郁、镇静安神，拟方柴桂解郁饮：

柴胡 10g，郁金 10g，桂枝 10g，党参 20g，半夏 10g，黄芩 10g，白芍 12g，生姜 6g，大枣 10g，合欢皮 15g，生龙骨（先煎）30g，生牡蛎（先煎）30g，生龙齿（先煎）30g。将上述药物加水 400ml，煎 30min，取汁 200ml；二煎加水 400ml，取汁 200ml，两煎混合，分早晚 2 次，饭后服用。

二诊：患者服前方后睡眠明显改善，情绪较前好转，已能配合康复治疗，但仍易惊，肢体疼痛，活动不利同前，予前方加磁石 30g，全蝎 10g，鸡血藤 30g。调服 7 剂。

三诊：患者诸症明显减轻，情绪好转，肢体不利好转，前方加减继服。

患者 3 个月后随诊，已可独立行走，情绪正常，可正常交流。

（2）中风后便秘

【病证概述】

中风后便秘是脑病科常见疾病，在中风后发生率约为 40%～50%。本病容易导致心脑血管疾病加重，比如发生脑血管再出血、心肌梗死、颅压升高等，既严重影响了患者的生存质量，又提高了其他并发症的产生概率，严重威胁患者生命健康，亦不利于患者恢复。

便秘主要是由于患者外感寒热之邪，或内伤饮食情志，或病后体虚，或平素阴阳气血不足，致使邪滞胃肠、壅塞不通；肠失温润，推动无力，糟粕内停，大便排出困难，发为便秘。病位主要在大肠，涉及脾、胃、肺、肝、肾等多个脏腑，基本病机为大肠传导失常，病性可概括为虚、实两个方面。热秘、气秘、冷秘属实，气血阴阳亏虚所致者属虚。虚实之间常常相互兼夹或相互转化。

关于便秘的辨证分型，顾自悦主任医师结合临床经验，将其分为肠道实热证、肠道气滞证、脾气虚弱证、脾肾阳虚证、阴虚肠燥证 5 个证型，治疗主方分别为麻子仁丸加减（火麻仁，大黄，杏仁，白芍，枳实，厚朴）、六磨汤加减（乌药，槟榔，木香，大黄，郁金，厚朴，枳实）、补中益气汤加减（黄芪，白术，陈皮，党参，柴胡，升麻，炙甘草，枳实，火麻仁）、附子理中汤合济川煎加减（白术，党参，炙甘草，枳实，干姜，制附子，火麻仁，肉苁蓉，当归，升麻）、增液汤合四物汤加减（生地黄，玄参，麦冬，当归，白芍，川芎，枳实，郁李仁）。临床如见燥热内结者可加大黄、杏仁、芒硝；气机郁滞、腑气不通者可加木香、大腹皮；精血亏虚者可加枸杞子、女贞子；阴亏津枯者可加生地黄、玄参、知母等；脾肾阳虚者可加党参、肉苁蓉、干姜；便秘郁久化热者，可加栀子、连翘。随证加减，可达到从根本上调和气血、改善便秘的效果。

患者中风后气血亏虚，阴亏于下，容易促使便秘发生；便秘则大肠传导失司，气机不畅，血行不利，气血不能濡养肢体经脉，从而加重中风病证。由于中风患者久病多虚，中风后便秘通常虚实混杂。因此在施治方面，不应只知通下，而不补虚。在施治过程中，治应突出一个"润"字。顾自悦主任医师认为：对于中风后腑气不通者，宜早用通腑法，其使用的早期征象为舌红苔黄、口臭、烦躁等。及时通腑泻热可起到事半功倍之效。若腑实已成，方采用通腑之法，此时患者神识昏蒙，服药困难，为时晚矣。而大便下、腑气通之后，则应中病即止，给予益气活血化痰等法，不应长期应用，否则患者易耗伤正气。对于中风痰热腑实证，多采用王永炎院士经验方星蒌承气汤：全瓜蒌 30g，胆南星 6g，生大黄（后下）10g，芒硝（冲服）10g。

【验案举隅】

验案一

张某，女，68 岁。患者于 1 周前突然左侧肢体活动不利，口舌歪斜，言语謇涩，伴头晕、面红、口气臭秽，大便秘结。曾服用天麻钩藤汤 6 剂，服药后病无好转，反而出现纳呆、呕恶的症状，入院后大便未解，舌红，苔黄黑厚而干，脉弦滑。据证分析，乃痰热腑实、结而生热、热盛上犯脑窍。中医诊断为中风（中经络），辨证为痰热腑实，西医诊断为脑梗死，治以釜底抽薪、导热下行，方选星蒌承气汤加减：

瓜蒌 30g，胆南星 10g，大黄（后下）9g，芒硝（冲）6g。3 剂，水煎服，每日 1 剂，分 2 次服用。

服药 1 剂后，排下大便，恶心、呕吐已除。2 剂尽，再次排出大量臭秽大便，腹软，欲饮食，头晕面红减轻，言语渐清，精神佳，左侧肢体无力好转，舌红，苔黄厚，脉仍弦滑，诸症好转，改为化痰通络汤加减。后患者出现舌暗淡，苔白，给予补阳还五汤调服。1个月后患者可自行走动，语言流利。

本案中及时发现痰热腑实，治以通腑泻热是疾病发展的转折点，也为后续的治疗起到了承上启下的作用。

验案二

吕某，女性，77岁。患者素有高血压病史20余年，2天前做家务时猝然昏仆，家人急送入院，经头颅CT检查诊断为脑出血。经用安宫牛黄丸、甘露醇、醒脑静及神经保护等治疗后仍昏迷不醒，体温高达39℃，持续不退。就诊时见患者神志昏聩，面红颧赤，牙关紧闭，呼吸气粗，痰声如锯，询其家人大便数日未行，小便失禁，腹部硬满，舌红，苔干黄，脉滑数。诊断为中风（中脏腑）之阳闭，辨证为痰热内盛、阳明腑实，治以泻热通腑、除痰开窍，处方：

大黄（后下）10g，芒硝（冲）15g，厚朴10g，枳实10g，胆南星10g，瓜蒌10g，石菖蒲10g，竹茹10g。水煎鼻饲，每8小时1次。

用服1剂后，患者排出大便多量，坚硬恶臭，体温降至37.6℃。上方去芒硝，加郁金10g。再予3剂后，体温降至正常，神志能对外界做出反应，咬牙握拳松动，每日能解出少量大便，舌红苔干略黄，脉数。上方加桃仁10g，川牛膝10g。7剂后，患者神志清醒，体温正常，呼吸均匀，面色暗滞，精神不振，气短无力，言语不利，右侧肢体不遂，舌暗红，苔白，脉细无力。改为补阳还五汤加减调服。

而后病轻出院，嘱其随诊。

（3）中风后睡眠障碍

【病证概述】

睡眠障碍为中风后最常见并发症之一，易加重焦虑、抑郁等精神心理症状，严重影响患者中风康复进程，使其生活质量下降，因此越来越受到临床医师重视。失眠在中医古籍中又被称为"不寐""不得眠""目不瞑""不得卧"等，属心系病范畴。《黄帝内经》将其归纳为阴阳气血失和、卫气不得入阴所致。顾自悦主任医师认为：中风后，邪入少阴，致心火亢盛，热扰心神，患者心中烦不得卧，即为阴虚火旺型失眠，治疗当脑心同治。顾自悦主任医师在辨证的基础上常选用黄连阿胶鸡子黄汤治疗，方中黄连、黄芩清心火、除烦热；白芍、阿胶滋肝肾之阴；鸡子黄养血润燥；枣仁养心安神；生龙骨、生牡蛎重镇安神；甘草调和药性；阿胶、鸡子黄为血肉有情之品，共泻心火、滋肾水，为交通心肾之剂。诸药同煎，共奏育阴制阳、滋阴降火、养血安神之效。患者中风后思虑过度，暗耗心阴，致使心火炎上，不能下交于肾，阳用过极，则肾水难以上济于心。其舌脉一派火盛水亏之象，辨为心肾不交之证。故用黄连阿胶鸡子黄汤以滋阴降火，交通心肾。

【验案举隅】

赵某，女，62 岁。2 年前患脑梗死后失眠至今，曾服多种镇静安眠药物及抗焦虑药物，其效不显。自诉：夜间则心烦意乱，辗转反侧，不能入寐。烦甚时与人大声喊叫吵闹，心情稍畅。查舌光红无苔，舌尖鲜红，脉弦细而数。脉证合参，辨证为火旺水亏、心肾不交，治以下滋肾水、上清心火、交通心肾，拟用黄连阿胶鸡子黄汤加减：

黄连 12g，黄芩 6g，阿胶（烊化）10g，白芍 12g，鸡子黄 2 枚。

服 3 剂后，已可安然入睡，心神烦乱不发，续服 4 剂，不痊愈。

（4）中风后排尿障碍

【病证概述】

中风后排尿障碍主要有尿失禁、尿潴留，中医又称"遗尿""小便不禁""淋证""癃闭"。如《素问·宣明五气》说："膀胱不利为癃，不约为遗溺。"其临床表现虽不同，但其病理机制相同，其主要病机为肾气不固、膀胱不利或失约。中风患者多为老年人，其肾气渐亏，膀胱失于温煦，气化失司，故而出现排尿控制障碍。因中风后尿失禁、尿潴留严重影响患者的康复进程，且目前西医无有效的治疗方法，顾自悦主任医师在临床实践中，分别采用缩泉丸、固脬丸、甘草干姜汤、桑螵蛸散治疗，均取得较好疗效。

缩泉丸：出自《妇人良方》，主要由益智仁、山药、乌药组成，有温肾化气、缩尿止遗之效，主治肾气虚弱所致的小便频数及遗溺等症。缩泉丸治疗尿失禁，其法自创立之后经久不衰，在治疗小便失禁方面发挥了巨大的作用。缩泉丸组方简便，用药精炼，药味少，服用方便，治疗效果确切，方中益智仁温肾固精、缩尿止遗为君药；乌药调气散寒，能祛除膀胱及肾之间的寒气，并且能够制止小便频数之症，为臣药；山药能健脾补肾、固涩精气为佐使药。三药合用，可使下焦得以温煦，膀胱气化恢复，固摄有司，小便如常。

固脬丸：来源于《全生指迷方》。其方组成为小茴香 10g，桑螵蛸 15g，菟丝子 20g，食盐 1.5g，附子 10g。功效为补益脾肾，温阳固涩。主治脾肾两虚，膀胱失约。其中桑螵蛸补肾助阳，固气涩尿；菟丝子益肾助阳，固涩止遗；附子温补肾阳；小茴香温肾扶阳。本方加味（煅牡蛎、覆盆子）可治疗中风后老年性尿频证，西医称之为膀胱过度活动症。

桑螵蛸散： 本方在治疗中风后尿失禁时疗效较好，证属心肾两虚、水火不交。肾与膀胱相表里，肾气不摄则膀胱失约，以致小便频数，或尿如米泔色，甚则遗尿。肾藏精，主封藏，肾虚精关不固，而致遗精；心藏神，肾之精气不足，不能上通于心，心气不足，神失所养，故心神恍惚、健忘。治宜调补心肾，涩精止遗。方中桑螵蛸甘咸平，补肾固精止遗，为君药。臣以龙骨收敛固涩，且镇心安神；龟甲滋养肾阴，补心安神；桑螵蛸得龙骨则固涩止遗之力增，得龟甲则补肾益精之功著。佐以人参大补元气，配茯神合而益心气、宁心神；当归补心血，与人参合用，能补益气血；石菖蒲、远志安神定志，交通心肾，意在补肾涩精、宁心安神的同时，促进心肾相交。方中加入益智仁、覆盆子等，可增强涩精缩尿止遗之力。若健忘心悸者，可加酸枣仁、五味子以养心安神；兼有遗精者，可加沙苑子、山茱萸以固肾涩精。诸药相合，共奏调补心肾、交通上下、补养气血、涩精止遗之功。若有中消症状，可合用补中益气汤而合方应用。

甘草干姜汤： 出自《伤寒论》，主要由炙甘草、干姜组成。本方原是用于治疗阴阳两虚兼外感的患者误用桂枝汤解表而导致的阳不摄阴，现多用于治疗脾胃阳虚证。证见手足不温、口不渴、烦躁吐逆，老年人多见尿频、下肢寒冷、咳唾痰稀、眩晕短气、脉沉无力等表现。此外，如胃痛吐酸、肠鸣腹泻、胸背彻痛、眩晕、经期腹痛等属于寒证者亦可选用。方中甘草性平，味甘，功能补脾益气，止咳润肺，缓急解毒，调和诸药。临床应用甘草有"生用"与"蜜炙"之别。生用主治咽喉肿痛、痈疽疮疡、胃肠道溃疡以及解药毒、食物中毒等,蜜炙主治脾胃功能减退、大便溏薄、乏力发热以及咳嗽、心悸等。西医药理研究发现,甘草有抗炎和抗变态反应的功能,因此在西医临床上可用于缓解咳嗽,祛痰,治疗咽痛喉炎;甘草次酸有去氧皮质酮类作用,对慢性肾上腺皮质功能减退症有良好功效;甘草制剂能促进胃部黏液形成和分泌,延长上皮细胞寿命,有抗炎活性,常用于慢性溃疡和十二指肠溃疡的治疗;甘草黄酮具有消炎、解痉和抗酸作用。干姜味辛,性热,功能温中散寒,回阳通脉,温肺化饮。可用于治疗脘腹冷痛,寒呕,冷泻。干姜辛热燥烈,主入脾胃而长于温中散寒、健运脾阳。治胃寒呕吐、脘腹冷痛时,每配高良姜,如二姜丸;治脾胃虚寒,脘腹冷痛,呕吐泄泻,多与党参、白术等同用,如理中丸;干姜又能回阳通脉。故可用治心肾阳虚、阴寒内盛所致之亡阳厥逆、脉微欲绝者,每与附子相须为用,如四逆汤;用于寒饮咳喘,形寒背冷,痰多清稀之证,常与细辛、五味子、麻黄等同用,如小青龙汤。随证加减用药:若胃寒明显者,加附子、肉桂,以温暖阳气;若呕吐者,加半夏、陈皮,以降逆止呕;若大便溏者,加扁豆、莲子肉,以健脾止泻等。

【验案举隅】

验案一

张某,男,72岁,2016年3月23日初诊。患者2016年2月因左侧肢体活动不利在某西医医院住院治疗,诊断为脑梗死,住院治疗半个月后,出院在家调养。3周后出现小便频数,夜尿6～7次,色清,有时失禁自遗,并伴有四肢畏冷,腰痛腿软,现在我院康复科住院,行肢体功能康复治疗。前列腺彩超提示前列腺增生。给予口服非那雄胺治疗,尿频未解，今日进行会诊。症见小便频数，夜尿 6 ~ 7 次，色清，有时失禁自遗，并伴有四肢畏冷，腰痛腿软，左侧肢体活动不利，乏力，精神萎靡，大便稀。查体：舌淡，苔薄白，脉沉细。中医诊断为淋证，辨证为脾肾两虚，治以补肾气、利小便，拟用固脬丸加减：

桑螵蛸 15g，菟丝子 15g，黑附子 15g，小茴香 10g，覆盆子 15g，煅牡蛎 30g，益智仁 30g，山药 30g，熟地黄 20g，巴戟天 6g。嘱患者避风寒，慎饮食。

二诊：进药 7 剂后，四肢冷痛感减轻，夜尿改善为 3 ~ 4 次，加五味子、乌药温肾，增加膀胱气化及固摄功能，巩固疗效。

三诊：前方连服 14 剂，夜尿改善为 1 ~ 2 次，夜间睡眠质量较佳，可独立行走，患者甚喜。

验案二

王某，男，65 岁。患者 3 个月前因患脑梗死后出现尿潴留，后给予导尿处理，经治疗待脑血管病稳定后出院，但尿管未拔除，拔除尿管后无法排尿，汗多，自汗、盗汗并见。曾在某西医医院就诊，未予明确诊断，后经中医调治，先后服用理中丸、缩泉丸、右归丸、黄芪建中汤、补中益气汤等方剂，或有效后数日再发，或无效。患者自觉非常痛苦，严重影响生活，遂来就诊。刻下症见：留置导尿，汗多，四肢不温，乏力，眠差，纳差，大便溏。既往冠心病、房颤病史10 余年，否认高血压、糖尿病及传染病病史，否认外伤输血史。查体：舌淡红，苔薄白，脉沉细。辨证为脾肾阳虚，治以温补脾肾，拟用甘草干姜汤加减：

甘草 30g，干姜 30g，生黄芪 30g，白术 30g，防风 10g，浮小麦 30g，糯稻根 30g，煅龙骨 30g，煅牡蛎 30g，五味子 15g，党参 20g，麦冬 15g，桂枝 10g，白芍 20g，大枣 10g，当归 15g，酒萸肉 30g，黄柏 10g，桑螵蛸 20g，杜仲 30g，菟丝子 15g，附子 15g。

分析：本案患者中风后尿潴留，小便无法排出，长期导尿，甚为痛苦。前医认为证属肾气虚损，治以温肾滋水而用理中丸、缩泉丸；或以为脾胃虚寒而用黄芪建中汤、补中益气汤。各法均曾尝试，疗效时有时无，久则依然无法根治。前服诸方于证未尝不合，何以投之无效？细诊其脉，右部寸关皆弱，舌白润无苔，口淡，咳吐痰涎，口纳略减，小便排出不畅，大便溏薄。审系肾、脾、肺三脏之病，但补肾温脾之药服之屡矣，而未能服肺经之药耳。复思消渴一证，肺为水之高源，水不从于气化，下注于肾，脾肾不能制约，则关门洞开，是以治肺为首要，而本证亦然。景岳有云："小水虽利于肾，而肾上连肺，若肺气无权，则肾水终不能摄。故治水者必先治气，治肾者必先治肺。"本病缘于肾，因知有温肺以化水之治法。又甘草干姜汤证原有遗尿之源，更为借用有力之依据。遂予甘草干姜汤合玉屏风，再加温补脾肾之品，使肺、脾、肾三脏俱补，故而收获奇效。

（5）中风后顽固性呃逆

【病证概述】

呃逆为中风后常见的并发症，在中风患者中发病率较高，而呃逆也是中风急性期危险并发症的表现。不断的呃逆可使患者进食受阻，疲劳，精神不振，合并吸入性肺炎、水电解质紊乱、营养不良等病证，使患者体重下降，精神抑郁，呼吸抑制，脑梗死恢复期显著延长。西医多采用肌松药、抗癫痫药等治疗，但不良反应较大。

顾自悦主任医师认为中风是由于阴阳失调、气机逆乱、上犯于脑所引起的疾病，本病多见于中老年人，平素气血渐亏，加之饮食不节，更伤中气，致痰浊蕴滞，郁而化热，痰热互结而生风，流窜经络而见半身不遂、口舌歪斜、言语不利等中风症状，痰热熏蒸肠道，热积胃肠，津伤便结，腑气不畅，因燥屎内结，不得下行，影响气机升降功能，气不下行，逆而上冲动膈，出现呃逆。正如《景岳全书·呃逆》谓："皆其胃中有火，所以上冲为呃。"因此，泻热导滞、降逆止呃是治疗之关键，故习惯应用大承气汤、四逆散、逍遥散、半夏厚朴汤、旋覆代赭汤、丁香柿蒂汤、苏子降气汤等治疗。

大承气汤：生大黄（后下）10g，芒硝（溶服）6g，厚朴15g，枳实12g。如脾胃虚寒，可表现为呃声沉缓无力，胃脘不舒，进食减少，手足欠温，苔白，脉沉弱，可加丁香15g，柿蒂15g，干姜15g。肝郁气滞，多表现为呃逆连声，常因情志不畅而诱发或加重，胸胁、脘腹胀满，嗳气纳差，苔薄白，脉弦，加香附15g，砂仁10g。

《伤寒论》曰："伤寒六七日，目中不了了，睛不和，无表里证，大便难，身微热者，此为实也，急下之，宜大承气汤。"大承气汤攻下，能畅达气机止住呃逆。方中大黄泻热通便，荡涤肠胃，为君药；芒硝助大黄泻热通便，软坚润燥，为臣药。二药配合，峻下热结之力更强。厚朴、枳实行气散结，并帮助芒硝、大黄推荡积滞以加速热邪排泄，共为佐使。

阳明腑实证燥气上冲于脑，热扰神明出现各种危症，提示了阴液、阴精耗损之重，此属阳明急下之症，应当机立断，荡涤燥结，急下存阴。患者泻下臭秽，腑实去而胃气和，诸症随之好转，呃逆自然而止。如果服用后腹泻严重者，可减少用药剂量，以防止水、电解质平衡失调。对于年龄大、病情严重、元气虚弱的老年人，要注意用药后见效即可，切忌攻伐太过。

另外对于脾虚气滞型呃逆，顾自悦主任医师自拟百合乌药降气汤具有较好疗效。方药组成：百合30g，乌药10g，陈皮10g，半夏9g，茯苓20g，蒲黄10g，枳壳10g，砂仁10g，丹参20g，泽兰10g，香橼10g，沉香6g。其中百合、乌药健脾和中理气；陈皮、茯苓、半夏、砂仁健脾祛湿和中；蒲黄、丹参、泽兰活血化瘀；香橼、沉香理气降逆。

李用粹在《证治汇补·呃逆》中提到："治当降气化痰和胃为主，随其所感而用药。气逆者，疏导之；食停者，消化之；痰滞者，涌吐之；热郁者，清下之；血瘀者，破导之。"确立了以疏导、消化、清下、破瘀之法治呃逆的思路。

【验案举隅】

吕某，男，73岁。脑梗死2个月。嗜睡，偏瘫，二便失禁。1周前突然呃逆频作，饮食难入。服用巴氯芬、苯妥英钠等药物无效。查体：舌红，苔黄稍腻，脉弦滑。辨证为痰瘀阻滞、胃气上逆，治以健脾化痰活血、和胃降逆，自拟百合乌药降逆汤：

百合30g，乌药10g，陈皮10g，半夏9g，茯苓20g，蒲黄10g，枳壳10g，砂仁10g，丹参20g，泽兰10g，香橼

10g，沉香 6g，怀牛膝 10g。

2 剂后呃声减，7 剂而愈。

（6）中风后吞咽困难

【病证概述】

中风后吞咽困难是中风比较严重的并发症之一，临床表现为饮水呛咳，吞咽困难，声音嘶哑，长时间吞咽困难可造成吸入性肺炎、营养不良、电解质紊乱等病证，重者危及患者生命，轻者影响患者的临床预后，增加死亡率，延长住院日，增加残障的发生率，给家庭、社会带来沉重的经济和精神负担。因此，对中风后吞咽困难的积极干预就显得尤为重要。现代医学治疗本症虽能收到一定的临床疗效，但大多数患者仍需依靠鼻饲管进食。

《黄帝内经》已对舌、咽喉的生理功能有了初步的认识，其认为吞咽困难、发音困难与心、脾二经有关。中医学没有吞咽困难的病名，但根据其主要临床表现可归于"舌謇""中风""喉痹"的范畴。中风后吞咽困难是由于气血逆乱、阻滞经络、闭阻咽关舌窍所致，病机为肺失宣肃、腑气不降、窍闭神匮、神不导气。病位在脑，涉及咽喉。症状表现在口舌、咽喉，与肺胃有关。中药治疗虽有一定疗效，但患者由于饮水呛咳，本身内服中药困难，给治疗带来诸多不便。因此采用传统的针刺方法结合现代的康复治疗技术治疗。针刺方面，一方面根据中医辨证理论，选用风府、哑门、丰隆、曲池等以息风化痰通络，另一方面选用金津、玉液以及舌面进行点刺放血，可以起到事半功倍的疗效，通过临床观察，以上方法有效，且患者易于接受。

【验案举隅】

刘某，男，69 岁。患者于 2019 年 1 月 10 日晨 9 时许突发左侧肢体不遂，伴头晕、饮水咳呛、呃逆不止，喉部自觉异物感，当时神清，无胸闷等症。曾在某西医医院诊治，颅脑 MRI 示延髓梗死灶。诊断为脑梗死。经治疗后患者肢体不遂好转，头晕减轻，但吞咽障碍不减，遂来我院门诊，症见：左侧肢体不遂，言语謇涩，时有头晕，鼻饲饮食，胸闷，胃堵，时有呃逆，查体：舌淡胖，苔白，脉弦滑。诊断为中风后喉痹，辨证为肝胃不和、痰气互结，予以针刺治疗：

选穴风府、哑门、丰隆、曲池、膻中以息风化痰通络，金津、玉液以及舌面进行点刺放血。

予针刺 4 周，患者已拔胃管，可自行进食。

（7）中风后痴呆

【病证概述】

中风后痴呆是指患者中风后以获得性智能缺损为主要特征的病证，属于血管性认知功能障碍的范畴，其发生与脑血管病、高血压、糖尿病、血脂异常等动脉粥样硬化因素及病理结局密切相关，而脑卒中又是其中最主要的影响因素。血管性轻度认知损害与血管性痴呆是血管性认知障碍的不同发展阶段，二者病因病机、证候、治法、治则等方面息息相通。脑卒中后多种证候要素相互影响同时并存，既往证候研究表明：中风后认知受损与肾虚、痰浊、肝风、血瘀、热毒、气虚等病理要素相关。

顾自悦主任医师认为：痴呆是由髓减脑消或痰瘀痹阻脑络、神机失调而引起的，在无意识障碍状态下，以影响生活和社交能力为主的一种脑功能减退性疾病，以呆傻愚笨、智能低下、喜忘等为主要临床表现。痴呆的病机为肝肾精血不足以致髓海空虚、脾胃功能减退以致气血生化不足、脾虚湿盛以致痰浊上犯、气虚血瘀以致痰瘀闭阻等多种病理因素，最终脑失濡养，发为痴呆。故治疗上皆以补益脾肾、化瘀降浊为法，通常采用《景岳全书》中的七福饮以及自拟补肾益髓汤加减治疗，临床疗效显著。

【验案举隅】

龚某，女，72岁，2015年6月12日就诊。患者有糖尿病病史10余年，高血压病史15年余，坚持服用降压、降糖药物。患者近3个月来出现智能减退，健忘明显，并伴有头晕目眩，心悸气短，怔忡不宁，面色不华，身倦乏力，食欲较差，有时神思错乱，甚至悲伤欲哭，苔薄白，脉弦细。心电图示心肌供血不足，CT/核磁报告脑室扩大。诊断为痴呆，辨证为心脾两虚、脑失濡养，治以补益心脾、濡养脑窍，自拟补心健脾养神汤：

人参10g，白术30g，茯苓30g，炙甘草10g，山药30g，柏子仁10g，石菖蒲12g，远志10g，黄芪20g，浮小麦30g，牡蛎30g，当归12g，大枣10g，百合12g。上方水煎200ml早晚服，此方服用3周。

二诊：药后3周，自觉精神转佳，食欲增加，情绪较前稳定，仍有不同程度健忘，舌质淡，苔白，脉细弦。拟前方加麦冬、五味子以养心生脉，继服3周。

三诊：经过6周调理，诸症基本控制，精神状态好转，自己能料理生活。前方加阿胶10g，白芍15g，砂仁10g，以滋心养血，砂仁健脾防滋补之品黏腻碍胃。继服3周。

四诊：经过2个月调理，病情基本稳定，生活能自理，嘱其继服以巩固疗效。

本案为心脾两虚、脑失濡养所致。因心脾不足、气血两亏、脑失濡养，则出现心悸气短、健忘、失眠寐差、悲伤欲哭等症状。正如《证治汇补》曰："人之所主者心，心之所养者血，心血一虚，神气失守，神去则舍空……此惊悸之所发肇端也。"心悸之由，不越二神，一者虚也，二者饮也，气虚者由阳气内虚，心下空虚，火气内动而为悸也，血虚者亦然。《景岳全书》曰："心脾血气本虚，而或为怔忡，或为惊恐，或偶以大惊猝恐而致神志昏乱者，俱宜七福饮。"

（二）头痛

【病证概述】

头痛是神经科门诊常见的症状及就诊原因，其中原发性头痛又占头痛就诊患者的一半以上。原发性头痛最常见的类型为紧张型头痛和偏头痛，位居致残性疾病前十位之中。

原发性头痛常反复发作，由于长期受到头痛困扰，患者多有不良情绪，其中以焦虑、抑郁症状多见。不良情绪障碍又会加重头痛症状，形成恶性循环，导致患者生活质量下降和药物滥用等，给社会带来沉重的负担。

中医所谓头痛，是由于外感六淫或内伤杂病致头部脉络拘急或脑失濡养、清窍不利所引起的，以自觉头痛为临床特征的一种常见病证。头痛一病，在中医古籍中多以"头痛""偏头风""厥头痛""脑风""首风""半头痛""真头痛"

等名称记录。早在商代甲骨文中就有头痛之病的记录，周朝《周礼》提出"春时有痟首疾"，以"首疾"为名，并明确指出了头痛好发于春季。这与春季多风邪、风邪易侵袭人体上部有关。关于头痛病名，首见于《黄帝内经》。《素问·奇病论》中载有"人有病头痛，以数岁不已……当有所犯大寒，内至骨髓，髓者以脑为主，脑逆故令头痛"，而《素问·风论》记载："首风之状，头面多汗，恶风，当先风一日则病甚，头痛不可以出内，至其风日则病少愈。"可见，早在《黄帝内经》中就已详细记录了头痛的病名、症状及病因病机。《景岳全书》云："凡诊头痛者，当先审久暂，次辨表里。盖暂病者，必因邪气；久病者，必兼元气。以暂病言之，则有表邪者，此风寒外袭于经也，治宜疏散，最忌清降；有里邪者，此三阳之火炽于内也，治宜清降，最忌升散，此治邪之法也。其有久病者，则或发或愈，或以表虚者，微感则发；或以阳盛者，微热则发；或以水亏于下，而虚火乘之则发；或以阳虚于上而阴寒盛之则发。所以暂病者当重邪气，久病者当重阳气。此固其大纲也。"

头痛可分为外感和内伤两大类。外感头痛多为外邪上扰清空，壅滞经络，络脉不通，即所谓"不通则痛"，一般病程较短，预后较好。脑为髓海，依赖于肝肾精血和脾胃精微物质的充养，故内伤头痛之病机多与肝、脾、肾三脏的功能失调有关，大多起病较缓，病程较长，病性较为复杂。气血亏虚、肾精不足之头痛属虚证，肝阳、痰浊、瘀血所致之头痛多属实证。

虚实在一定条件下可以相互转化。例如痰浊中阻日久，脾胃受损，气血生化不足，营血亏虚，不荣头窍，可转为气血亏虚之头痛。肝阳、肝火日久，阳热伤阴，肾虚阴亏，可转为肾精亏虚的头痛，或阴虚阳亢、虚实夹杂之头痛。各种头痛迁延不愈，病久入络，又可转变为瘀血头痛。

治疗上，顾自悦主任医师往往从这两方面进行辨证用药。"不通"者，常用刺蒺藜、丹参、全蝎、川芎、威灵仙、白芷、菊花、黄芩、羌活、葛根、柴胡等药物；"不荣"者，常用党参、白芍、酒萸肉、杜仲、桑寄生、山药、牛膝、鸡血藤等药物。

引经药对于增强方药效力、缩短疗程具有积极的意义，因此顾自悦主任医师在遣方时多用引经药。具体如下：

1）太阳经头痛多在后脑，下连于项。引经药：羌活、蔓荆子、川芎。

2）阳明经头痛多在前额或眉棱。引经药：葛根、白芷、知母。

3）少阳经头痛多在头之两侧，连及耳部。引经药：柴胡、黄芩、川芎。

4）厥阴经头痛多在巅顶，或连于目。引经药：吴茱萸、藁本。

5）太阴经头痛，有昏沉感，体重，有痰。引经药：苍术。

6）少阴经头痛，常伴心痛，烦闷不适。引经药：细辛。

另外，顾自悦主任医师还总结了各型头痛辨证要点（见表1）。

表1 各型头痛辨证要点

分型	要点
风寒头痛	头痛连及项背，恶风畏寒，脉浮紧
风热头痛	头痛且胀，发热，口渴喜饮，脉浮数
风湿头痛	头痛如裹，肢体困倦，苔白腻，脉濡
肝阳头痛	头胀而眩，口苦面红，舌红苔黄，脉弦
血虚头痛	头痛隐隐，时时昏晕，苔白，脉细弱
痰浊头痛	头痛昏蒙，胸膈满闷，纳差，苔腻，脉弦滑
肾虚头痛	头痛且空，眩晕耳鸣，舌红少苔，脉细无力
瘀血头痛	头痛固定部位，痛如锥刺，舌紫暗，脉细或涩
气虚头痛	头痛隐隐，时发时止，遇劳则甚，舌淡苔白，脉细弱
太阴头痛	头痛头沉，腹长鸣，多痰，苔白，脉沉缓
少阴头痛	头痛，口不渴，脉沉
厥阴头痛	头痛及顶，吐涎沫厥冷，脉浮缓

【医案举隅】

1. 补益肝肾法

张某，男，36岁，汽车司机，头痛伴有耳鸣半年。患者为汽车司机，长年开车外出运货，工作较累，近半年来自觉头痛伴有耳鸣，且有发空感，伴腰膝酸软，尿频，舌红少苔，脉沉。辨证为肾精亏虚、脑失濡养，治以滋阴补肾、濡养清窍，拟用左归丸加减：

地黄25g，山药20g，山茱萸15g，牛膝20g，枸杞12g，菟丝子12g，鹿角胶6g，龟板12g，女贞子12g，生杜仲20g，当归12g，白芍15g。上方水煎200ml，早晚各服1次。

二诊：上方服2周，头痛稍减，仍觉耳鸣，前方加黄柏10g，菊花15g，制何首乌20g，知母10g。

三诊：轻微头痛，时有耳鸣，夜间明显，前方加天冬12g，沙苑子15g，磁石20g。共服用4周而诸症愈。

分析：肾主骨生髓，髓上通于脑，脑髓有赖于肾精的不断生化。禀赋不足，或者房劳过度，致肾精久亏，脑髓空虚，导致肾虚头痛。临床表现常见头痛且空，腰膝酸软，眩晕耳鸣，神疲乏力，滑精，带下，舌红少苔，脉细无力。肾藏精，主骨生髓，肾精亏损，髓海不足，脑窍失养，故头痛且空，腰膝酸软，眩晕耳鸣。证属肾精亏虚，髓海不足，脑窍失荣。予以养阴补肾，填精生髓。常用方剂有大补元煎、六味地黄丸、知柏地黄丸、左归丸、肾气丸、右归丸等，常用药物有熟地黄、枸杞子、山药、山茱萸、人参、杜仲、川续断、女贞子、当归、白芍、龟甲、升麻、鹿角胶、知母、黄柏等。

左归丸出自《景岳全书》，其功效为滋阴补肾、填精益髓、濡养脑窍。因肾主骨，生髓，通脑，肾精不足则出现头痛、耳鸣，故选用左归丸。方中重用熟地黄以滋阴补肾；以龟板、鹿角胶血肉有情之品峻补精髓，尤其龟板甘咸，善补肝肾，又能滋阴潜阳；山茱萸养肝滋肾；山药补脾益阴，滋肾固精；枸杞子补肾益精，养肝明目；菟丝子平补肾阴阳，固肾涩精；牛膝补益肝肾，强腰；当归与白芍养阴益肾；制何首乌、知母、菊花、黄柏滋阴益肾潜阳。全方共奏滋阴补肾、填精益髓之功，以滋养脑窍，则头痛自除。

补益肝肾法为中医临床常用治疗法则，且对不同病证，只要因肝肾两虚所致，正确运用此法均可取得较好疗效。因中医有"肝肾同源"之说，在生理方面，肝藏血，肾藏精，藏血与藏精之间关系密切，也就是精和血存在着相互滋生和转化的关系。而血的化生又有赖于肾的气化，肾中精气的充盈有赖于血液的滋养。故云"精生血，血化精"，亦称为精血同源，而生理功能互相依赖；肝肾阴阳，息息相通，相互制约，协调平衡，决定了其病理上的相互影响，如肾阴不足可引起肝阴不足，阴不制阳又可导致肝阳上亢，称之为"水不涵木"；若肝阴不足，又可导致肾阴亏虚，相火上亢，而肝火太盛又可下劫肾阴，引起肾阴不足。故在治疗上采取肝肾同治，可取得较好的效果。

2. 平肝潜阳法

张某，女，52岁，头痛2年余，加重1周。患者头痛病史2年余，每年反复发作。近1周因心情不悦出现头痛，失眠多梦，烦躁易怒，口苦口干，同时伴有胸闷，呃逆频作。血压145/90mmHg。既往高血压病史8年，现服西药治疗，血压控制情况可，糖尿病史4年，否认冠心病及传染病病史，否认外伤手术输血史。舌质红，苔黄，脉弦滑。神经系统检查无明显阳性体征。头颅CT未见明显异常。诊断为头痛，辨证为肝郁气滞、肝阳上扰，治以疏肝解郁、平肝潜阳，拟用三子平肝汤加减：

蔓荆子12g，青葙子12g，茺蔚子12g，柴胡10g，白芍20g，天麻12g，钩藤（后下）20g，生地黄20g，牛膝20g，栀子10g，生牡蛎30g，益母草30g。上方水煎200ml。早晚各服1次。嘱其生活作息规律，切忌恼怒，保持乐观情绪，忌食辛辣之物。

二诊：服上方7剂后，头痛已明显减轻，睡眠稍好转，但仍觉胃脘部不适，时呃逆，舌苔薄黄，脉稍弦，前方加枳实 10g，厚朴 10g，旋覆花 15g，代赭石 20g。继服。

三诊：服药 2 周后，头痛已除，余诸症俱减，拟前方继服，2 周而愈。

分析：本案患者年过五十，肝肾已虚，加之肝郁气滞，肝阳上扰，而发头痛。正如《素问·至真要大论》所云"诸风掉眩，皆属于肝"，故用自拟三子平肝汤以平肝潜阳息风。方中蔓荆子、青葙子、茺蔚子辛凉之品，用以平肝清热息风；柴胡、天麻疏肝理气息风；生地黄、白芍、钩藤养阴柔肝；栀子清利头目；牛膝引血下行；生牡蛎平肝潜阳；益母草活血利水，降压，清头目。诸药合用，共奏疏肝理气、平肝潜阳息风、清利头目之功效。三子平肝汤为顾自悦主任医师治疗肝阳偏亢引起的三叉神经痛、头痛的经验方，临床使用效果较好。

3. 活血化瘀法

顾自悦主任医师认为：头痛属于脑系疾病，治疗仍以脾肾为本。但血瘀为头痛重要的致病因素，活血化瘀的治疗是必不可少的，"通则不痛"的理念是经过多年临床验证的。部分慢性头痛病程长，易反复，经年难愈，患者可表现为头部刺痛、部位固定、面色暗滞、舌暗、脉涩等症，治疗时可在辨证论治的基础上，选配全蝎、蜈蚣、僵蚕、地龙、地鳖虫等虫类药，以祛瘀通络、解痉定痛、平肝息风，可获良效。

验案一

黄某，男，26 岁，建筑工人，头痛半年。患者半年前施工时被木板砸伤，休息 2 周后上班。此后经常出现头痛，痛有定处，外伤部位痛甚，且日轻夜重，舌偏紫暗，脉弦涩。辨证为瘀血阻窍、不通则痛，治以活血化瘀、通窍止痛，拟用桃红四物汤加减：

桃仁 10g，红花 10g，当归 15g，赤芍 12g，川芎 10g，熟地黄 20g，延胡索 10g，全蝎 3g，细辛 3g。上方水煎 200ml，早晚口服。

二诊：上方服用 2 周，头痛缓解，疼痛范围缩小。前方加乳香 6g，没药 6g，黄芪 20g，益母草 30g，以加强活血之功。

拟上方加减共服用 5 周，头痛缓解，此后 1 年来看咳嗽，头痛未发作。

分析：颅脑外伤为临床较为常见的损伤类型，其不仅可遗留有神经功能缺失症状，同时也可导致患者并发头痛症状，严重影响患者的日常生活及生活质量。目前，多种西医止痛药物均可应用于颅脑外伤后头痛的治疗，但是因本病具有时作时止及缠绵难愈的特点，导致其临床治疗效果并不理想。

头痛为颅脑创伤后最为常见的并发症之一，目前临床研究显示，颅脑创伤后头痛的产生机制与颅内微循环障碍及脑膜刺激有关。中医亦称"头痛"，为中医学最早记录的疾病之一，而颅脑创伤后头痛仍属中医学"头痛"的范畴。中医学认为头为"清阳之府"，受气血所濡养，而当头部受外伤打击后，可致瘀血内生，阻于脑络，初期可致"不通则痛"，久病脑络失养，更可兼见"不荣则痛"。故中医学在颅脑创伤后头痛的治疗中，以活血化瘀及通络止痛为主要治疗原则。

本案为外伤后血瘀头痛，应用桃红四物汤加味，方中桃仁、红花活血化瘀，四物汤养血和血，丹参、延胡索、全蝎、细辛、乳香、没药、益母草活血通窍，黄芪益气行气，气行则血行，药证相符而效。

验案二

王某，女，32岁，工人，初诊2013年6月3日。偏头痛7～8年，产后加重4年。患者7～8年前开始头痛，产后4年来发作益甚，以左侧为主，发则头痛如裂，目胀似脱，痛不欲生，每次持续数小时不解，每月发5～6次，月经前后痛必加剧，非止痛药不解，现止痛药物剂量越用越大。舌尖红，苔薄白，脉细。辨证为寒凝瘀血阻络，治以温经活血、养血通络，拟用：

当归30g，川芎30g，细辛3g，蔓荆子10g，白芷10g，辛夷花10g，白花蛇1条，钩藤15g，刺蒺藜15g。7剂，水煎服，每日2次，每日1剂。

二诊：患者诉服药后头痛减轻，近1周虽觉头痛，但未服止痛药物，患者诉月经将至，怕头痛加重，予前方加用川牛膝10g，再服7剂。

三诊：患者诉月经来潮时未觉头痛，只觉月经后头脑不清醒感，前方去牛膝，加熟地黄10g，白芍10g，再服7剂。

四诊：患者诉未再头痛，自觉神清气爽，继予前方7剂以固疗效。

分析：本案患者一直口服汤剂调理，效果不佳，观其方药，多为化痰祛风、定惊养血之剂，而根据其舌脉，顾自悦主任医师辨证为瘀血阻络，治以温经活血通络，用养血活血之方药，疗效显著。

盖女子以肝为先天，而血藏于肝，肝血不足，虚风内生，上扰清空之府，发为巅顶之疾，是以头痛巅疾，下虚上实。

所谓"下虚者，精血不足也，上实者，风阳扰于上也"。拟养血以实其下，祛风以泄其上，故一诊加入钩藤、刺蒺藜入肝经，白芷、白花蛇祛风清利头目；二诊患者月经将至，其每于行经时头痛加重，考虑为经血上冲头目，故加入川牛膝10g以引血下行；三诊患者诉月经后头脑不清醒感，考虑与行经后血虚相关，故加入熟地黄、白芍，合原方中当归、川芎取四物汤之养血之意；四诊患者诸症皆消，继服7剂以巩固疗效。

4. 祛湿化痰法

验案一

贺某，男，36岁，2016年7月21日就诊。患者为货车司机，因出车去南方城市运输货物，回京后自觉头痛，且头痛如裹，自觉头部沉重，四肢困重，身倦乏力，食欲不振，时犯恶心，胸膈满闷，大便偏稀，舌苔白厚较腻，脉象浮滑。辨证为风湿之邪困遏清阳，治以祛风除湿、调机通窍，拟用羌活胜湿汤加减：

羌活10g，独活10g，川芎10g，防风10g，藁本10g，白芷10g，细辛3g，蔓荆子10g，苍术10g，厚朴10g，藿香10g，薏苡仁30g。

二诊：服上方7剂，头痛除，仍感时恶心纳差，苔微腻，因湿邪未尽所致。前方加半夏9g，竹茹10g，白豆蔻10g，生姜6g，以除湿降逆、止呕和中，继服7剂则愈。

分析：羌活胜湿汤在中医古籍中多次收录，大多是辗转传抄自金代医家李东垣《内外伤辨惑论》，原文为："脊痛项强，腰似折，项似拔，上冲头痛者，乃足太阳经之不行也，以羌活胜湿汤主之。羌活一两，独活一两，藁本五分，防风五分，甘草五分炙，川芎五分，蔓荆子三分。上咬咀，都作一服，水二盏，煎至一盏。去渣，大温服，空心食前。"本方主治以外感湿气所致病证为主，并有所扩展。方中羌活、独活、防风、藁本、细辛、白芷、蔓荆子祛风除湿，散寒止痛；川芎辛温通窍，调理气机，活血止痛；藿香、薏苡仁芳香化浊，淡渗利湿；苍术、厚朴燥湿宽中。

本案为典型湿邪内困所致头痛，患者出车前往南方潮湿之地区，正值7月，感受湿邪，加之夜间行车，睡眠不足，抵抗力下降，复感风湿之邪而发病。据舌苔厚腻，脉浮滑，更支持风湿之邪侵袭所致头痛的诊断。故用祛风除湿之剂投之，药证相符而效。

验案二

董某，65岁，退休工人。头痛3个月，加重3天。患者平素嗜烟酗酒，又喜食肥甘厚味，饮食习惯随意。近3个月来经常出现头痛，但自服止痛片后可暂时缓解。3天前因随人情酗大量酒后出现头痛，经查头颅CT结果未见异常。患者头痛有昏蒙感，伴有眩晕耳鸣。血压150/95mmHg，舌苔黄厚腻，脉弦滑有力。辨证为痰浊阻窍、气机不畅，治以涤痰祛湿、调理气机、化痰息风，拟用涤痰汤合半夏白术天麻汤加减：

胆南星10g，陈皮15g，半夏9g，茯苓30g，枳实10g，天麻12g，白术30g，炙甘草12g，刺蒺藜9g，厚朴10g，竹茹10g，旋覆花20g，蔓荆子12g。上方水煎250ml，早晚分服，忌食肥甘厚味和辛辣之品。

二诊：服药后1周头痛稍减轻，仍觉口苦恶心纳差，苔仍腻，为湿邪未尽。于前方加白豆蔻、山楂、神曲、莱菔子以祛湿降浊，调理气机，和中止逆。

三诊：自述药后食欲增加，头痛未发作。嘱其忌食厚味之品，前方继服3周，以巩固疗效。

分析：中医学认为，头为诸阳之会，清阳之府，又为髓海所在，凡五脏精华之血，六腑清阳之气，皆上注于头。若起居不慎，坐卧当风，感受风寒湿热等外邪，侵扰清空，而为头痛。《辨证奇闻》认为："此病得之郁气不宣，又加邪风袭之于少阳之经，遂致半边头痛也。"《丹溪心法·头痛》云："头痛多主于痰，头痛需用川芎，肥人头痛，是湿痰，宜半夏、苍术。"《脾胃论》云："足厥阴痰浊头痛，非半夏不能疗，眼黑头眩，风痰内作，非天麻不能除。"

基于上述理论，顾自悦主任医师结合多年的临床心得，提出祛湿化痰、疏风通络法治疗头痛的观点。半夏白术天麻汤源自《脾胃论》中的"足太阴痰厥头痛，非半夏不能疗；眼黑头眩，风虚内作，非天麻不能除"。除本身具有疏通脉络、治晕止痛作用外，以二陈汤化湿祛痰，白术健脾和胃，天麻息风定眩，且半夏兼具降逆止吐之功。近年实验结果证实，半夏白术天麻汤可以减轻脑血管阻力与收缩性，增加冠状血管流量，对心血管疾病作用明显。合用涤痰汤加强涤痰祛湿之效。

本案为痰浊蒙窍所致头痛，故选用半夏白术天麻汤合涤痰汤加减。方中胆南星、陈皮、半夏、茯苓、炙甘草涤痰祛湿；天麻、刺蒺藜、蔓荆子平肝息风止痛；旋覆花、竹茹化痰降逆止呕；白豆蔻、山楂、神曲、莱菔子健脾化湿、理气降逆和中。二方组合，共奏涤痰祛湿止痛之功。

验案三

李某，男，62 岁。患者有头痛病史 2 年余，经常服用止痛类西药，但受风寒后常易反复发作，刻下症见：头痛如裹，口淡不渴，肢体困重，形体肥胖，手足发凉，喜暖恶寒，食欲较差，身倦乏力，舌质淡，苔白厚腻，脉弦滑。辨证为寒湿阻络、气行不畅，治以散寒除湿、行气止痛，拟用麻黄汤合半夏白术天麻汤加减：

麻黄 10g，桂枝 6g，杏仁 10g，炙甘草 9g，半夏 9g，白术 15g，天麻 10g，陈皮 12g，茯苓 20g，泽泻 12g，川芎 10g，羌活 6g。上方药 7 剂，水煎服 200ml，每日 1 剂，每日 2 次。

二诊：药后头痛减轻，发作次数减少，以前方加厚朴 10g，旋覆花 12g，继服 7 剂。

三诊：诸症减轻，仍有轻微头部不适感，头稍发沉，苔稍腻，前方加藿香 10g，白芷 10g，继服 7 剂而愈。

分析：本患者为感受风寒后出现头痛，应属表证，但细观其证，又有痰湿中阻之象，考虑患者素体肥胖，过多食用甘肥食品，脾胃负担过重，失其健运功能，气机升降不舒，痰阻中焦，清阳不升、浊阴不降，致使机体气机循环不畅，又因外感风寒诱发，属表里同病，而不属于半表半里之柴胡汤证，选用半夏白术天麻汤合麻黄汤可表里双解而愈。

5. 养血补虚、补中益气法

验案一

李某，女，29 岁，小学教师，头痛伴头晕 3 个月余。患者自述产后 3 个月内经常出现头痛伴头晕，乳汁少，伴有心悸怔忡，气短，面色㿠白，神疲乏力，血压 90/60mmHg，舌质淡，苔白，脉细弱。辨证为营血不足、脑失濡养，治以滋阴养血、濡养清窍，拟用四物汤合生脉饮加味：

当归 12g，白芍 15g，川芎 9g，熟地黄 20g，太子参 15g，麦冬 15g，五味子 10g，制何首乌 20g，远志 10g，枣仁 15g，柏子仁 10g，黄精 20g，枸杞子 12g，炙甘草 10g。上方水煎服 200ml，早晚分服，忌食辛辣之品。

二诊：自述药后头痛已减，仍恶心、心慌伴气短、乏力，前方加党参 20g，百合 20g，煅龙骨 20g。继服 7 剂。

三诊：药后心慌稍减，前方加山药 20g，茯苓 20g，砂仁 10g。意在健脾养血，加强培补后天脾胃之功，以治其本。前法共服药 5 周，随诊，诸证未再发作。

分析：头风者，《医林绳墨·头痛》谓："深而远者为头风，其痛作止不常，愈后遇触复发也。"偏头痛常反复发作，表现为胀痛、刺痛、跳痛，约 2/3 的患者可伴恶心呕吐。中医学认为，头为诸阳之会，清阳之府，又为髓海所在，凡五脏之气血，六腑之清阳，皆上注于头。若清阳被遏，气血逆乱，气滞血瘀，阻遏经络，则脑失所养而头痛，可化火、生风、挟痰、致瘀，病程久远，可致气血虚损，营血虚滞，即所谓"头痛巅疾，上实下虚"。多因劳累、情绪波动、感受时邪或月经来潮诱发，病程缠绵难愈，严重影响生活、工作和学习。

柯琴曰："经云心生血，肝藏血。故凡生血者，则究之于心，调血者，当求之于肝也。"四物具生长收藏之用，故能使荣气安行经隧也。方选有补血、和血、化瘀之功效四物汤为基础，加蔓荆子、藁本和全蝎，以搜风通络止痛。药选当归补血养肝、和血，川芎活血行气、畅通气血、散瘀止痛为君。

川芎犹能破瘀积、通血脉、解结气、逐疼痛，治疗各种头痛。熟地黄滋阴补血养肾，白芍养血柔肝和营为臣，以颐养冲任。加蔓荆子清利头目，藁本辛温发散，善达头之巅顶，祛风止痛。

本案为血虚脑失濡养所致头痛。故用四物汤以滋阴养血，生脉饮以益气养阴，二方合用更增加其功效。制何首乌、枸杞子、黄精滋阴养血，远志、五味子、枣仁、柏子仁养血安心神，黄芪在养血药物中发挥益气作用，气血双补，阴阳互调，而获效。

验案二

任某，女，33岁，教师，头痛3年余。患者每年头痛反复发作，服用止痛类药可暂时缓解，但极易复发，发作持续，头痛隐隐，遇劳、遇怒皆可诱发，有时因寒冷刺激也可发作，并常伴有头晕眼花，视物不清，神疲乏力。素日喜暖恶寒，气短懒言，口淡无味，食欲不振，月经量少，舌质淡，苔薄白，脉细无力。辨证为中气不足、清阳不升、脑失濡养，治以补中益气、升举清阳、濡养脑窍，拟用益气聪明汤加减：

炙黄芪30g，党参20g，白芍20g，炙甘草10g，升麻6g，葛根30g，蔓荆子12g，黄柏9g，当归15g，熟地黄20g。上方水煎200ml，早晚口服。

二诊：上方服用2周，自觉头痛稍减轻，唯有傍晚夜间有轻微头痛，前方加白术30g，茯苓30g，即四君子汤以增强益气补中之功效，继服2周。

三诊：服药4周，自觉诸症均减轻，睡眠能维持4小时左右，唯感仍食量少，观其舌苔白，舌质淡，有齿痕，仍为脾胃之气虚弱，需调理后天脾胃之气机。前方加陈皮 12g，山药 20g，生麦芽 30g，砂仁 10g。用以益气健脾和中、升发胃气，宗本法共服用 4 周后基本痊愈。

分析：头痛属临床常见病，也是难治性疾病。虽然现代医学已经从病因病机、治疗手段及转归预后等各个方面对其进行了广泛深入的研究，但其治疗效果不尽如人意。中医药治疗此病有着两千多年的悠久历史和丰富经验，不良反应小，疗效显著，远期效果满意。中医学认为：头为"诸阳之会""清阳之府"，头痛一病虽有外感、内伤之分，但多为下虚上实，故《素问·五脏生成》云"头痛巅疾，下虚上实，过在足少阴、巨阳，甚则入肾"。在上则为清阳不升，阴阳升降失常，浊阴蒙蔽清窍，风、火、痰上扰清空；在下则多为肝肾精血不足，脾胃运化水谷、气血不利。

根据"上实下虚、阴阳失调"这一重要病机，可运用"清上补下"之法进行治疗。本方出自于李东垣《东垣试效方》，其功用为补中益气、升举清阳、濡养清窍。方中黄芪、党参、白术、茯苓、炙甘草，即是四君子汤加黄芪，意在以治其本，补益中气；葛根、升麻、蔓荆子、柴胡鼓动清阳，上行头目，濡养清窍；白芍养血平肝；黄柏益肾平虚火；炙甘草益气又调和诸药。诸药合用，中气得补，清阳得升，脑得濡养，则头痛自除。

本患者头痛迁延反复发作，且一派"上实下虚"的表现，故应用益气聪明汤加减以补气升阳。醒脑止痛，病证则除。

验案三

张某，女，46 岁。头痛 3 个月余，加重 1 周。每次发作时多以巅顶痛为主，1周前因感冒服用散风解表药后自觉头痛加重，今日来诊。刻下症见：头痛，头顶尤甚，口不渴，不欲饮水，面色发白，喜暖恶寒，手足发凉，舌质淡，苔薄白，脉象沉紧。辨证为营血不足、寒邪凝滞，治以养血和营、温通血脉，拟用当归四逆汤加减：

当归 15g，桂枝 12g，白芍 12g，大枣 10g，通草 6g，细辛 3g，吴茱萸 6g，炙甘草 9g，藁本 10g。上方水煎 200ml，早晚各服 1 次。

二诊：患者自述服用上方当天晚上自感头痛大减，手凉也减轻，前方加党参 20g，白术 15g，茯苓 20g，川芎 10g，继服 2 周，以益气和营，温通血脉，巩固疗效。

三诊：加生黄芪 20g，白术 15g，防风 10g，以调理营卫，温通血脉，继服 3 周。半年后头痛未再发作。

分析：当归四逆汤为桂枝汤演变而来，最早出现在汉代名医张仲景所著《伤寒杂病论》中，具有温经散寒、活血通脉、镇痛消炎、调和营卫的功效，是治疗血虚寒厥的经典汤剂。原主治厥阴病，后应用范围又延伸至腰腿、头足疼痛，以及风湿关节炎、痛经、雷诺病等。方中君药当归味甘性辛温，能通血补虚，润枯扶乱；桂枝温经通脉，通阳化气，升发肝阳；白芍补血活血，散邪行血；细辛味辛性温，解表散寒；通草通利开厥阴，引热下行，治头痛利九窍；大枣补血健脾，充盈经脉；炙甘草与大枣配合，健脾补中，调和药性。药理研究显示：当归中的阿魏酸抗凝、抗血栓效果明显，桂枝、细辛、白芍能够扩充血管，白芍与甘草配伍能够镇痛抗炎、解痉缓急。头痛病机为肝郁气滞、血气不足、络脉瘀阻，

"久病必瘀，不通则痛"。当归四逆汤治疗偏头痛可针对其病机病因，消除寒凝血瘀、脉络不通、气血亏损引发的疼痛。

本案患者系素体营血虚弱，又复感寒邪。寒邪凝滞经脉，血行不畅，不通则痛。因头为清阳之会，今寒邪侵袭厥阴肝经，上扰清窍，故见头顶疼痛，脉沉紧为阳气不足，故自服用散风解表之品则更觉头痛加重，此乃是其辛散之品更伤营血之故。根据其舌脉判断，为营血不足、寒邪凝滞所致，故正确治法应选用当归四逆汤以温经散寒、活血通脉。

方中当归味辛甘、性温，既可补营血之虚，又可行血中之滞，为本方君药；桂枝辛温，温经散寒，活血通脉；细辛辛温走窜，通达表里，温散寒邪。二药合用，温阳气，除寒邪，畅血行。白芍酸甘，与当归配合滋养营血。通草通行经脉。炙甘草、大枣相配伍，一则能补中健脾，益气养血；二则以防桂枝、细辛辛散太过而伤及阴血。上方诸药以温、补、通并用，温中有补，补中兼行，扶正祛邪，标本兼顾。再加吴茱萸以引药入经，驱散寒邪，此药亦为厥阴头痛之首选药。藁本辛温，祛风散寒止痛，又巅顶之高唯藁本可到，二药合用，增强当归四逆汤之功效，使药达病所而获良效。

本方治疗寒凝之头痛确有较好疗效，但要掌握其适应证要点，包括头痛、手足冷、舌淡苔白、脉沉细或沉紧等。《中医内科学》中所列头痛共分九型（风寒、风热、风湿、肝阳上亢、血虚、气虚、痰浊、肾虚、瘀血），而寒邪所致的当归四逆汤证也应该引起临床重视。

6. 引经药的使用

付某，男，36岁，建筑工人，头痛1周。患者1周前因在工地劳动出汗着风而出现头痛，当晚自服用蓝芩口服液、银翘解毒软胶囊后，症状不减反而加重。刻下症见：头痛，夜间尤甚，口不渴，体温 38℃，舌苔白滑，脉不浮而沉。辨证为寒中少阴，治以温经散寒，助阳解表，拟用麻黄附子细辛汤：

麻黄 9g，附子 9g，细辛 3g，羌活 9g，川芎 6g，白芷 6g。上方水煎 200ml，早晚服。

二诊：患者自述服药第 2 天头痛止，体温恢复正常。

分析：本案为寒邪伤及少阴，阻碍清阳不升所致头痛。患者自诉服蓝芩口服液、银翘解毒软胶囊后症状加重，是因其服用辛苦寒之品更耗其阳，故头痛更甚。《伤寒论》云："少阴病，始得之，反发热，脉沉者，麻黄附子细辛汤主之。"处方中包括麻黄、细辛和炮附子。其中麻黄可宣肺平喘、发汗、解寒、利水消肿，细辛可宣脉络、温经络、祛风寒且涤痰浊，附子可补火助阳、回阳救逆、祛风逐寒，诸药合用可达到通络止痛及温阳通经的效果。且经现代药理学证实，麻黄中包含黄酮、挥发油、生物碱及鞣质、有机酸等，且以苯丙胺类生物碱为主，有兴奋交感神经作用。附子中含有乌头碱、甲基多巴胺盐类，可镇痛、抗炎及抗衰老，且有正性肌力的效果。细辛中含有甲基丁香酚、细辛醚、黄樟醚、揽香脂素等，可起到局部麻醉、镇痛、抗炎、解热及抗菌等效果。

本案患者受风后寒凉太过，后出现头痛，方中麻黄可发散表寒邪；细辛温散少阴之里寒；附子助阳温肾，通散表里之寒；羌活、川芎、白芷发散寒凝，温经通脉。此方温经与发表并用，相得益彰，是治疗少阴病头痛发热有效之方。

（三）耳聋耳鸣

【病证概述】

耳鸣是指患者自觉耳中鸣响而周围环境中并无相应的声源，它可发生于单侧也可发生于双侧，有时患者自觉鸣声来自头颅内部，可称为"颅鸣"或"脑鸣"。耳聋指不同程度的听力减退。耳鸣耳聋会影响患者的生活质量，其中又以耳鸣尤甚。中医古籍中，耳鸣耳聋为一病两名，属于发展关系，治法无大差异。在中医古籍中，耳鸣又称为"聊啾""耳数鸣""苦鸣""虚鸣""蜡鸣""暴鸣"等。耳聋按分类不同而名字各异，轻者称为"重听"，此外还有"暴聋""卒聋""厥聋""虚聋""久聋""劳聋""风聋""气聋""毒聋""实聋""干聋""聩聋""阴聋"等名字。

耳鸣耳聋的发生与肾、心、肝、胆、脾、肺各脏腑均有关。中医理论认为：肾主耳，耳为肾之窍，为肾之官。《灵枢·脉度》云："肾气通于耳，肾和则能闻五音矣。"提示耳聋与肾虚关系密切。《灵枢》还记载："上气不足（精气），脑为之不满，耳为之苦鸣，头为之苦倾，目为之眩。"《诸病源候论·耳病诸候》："足少阴肾之经，宗脉之所聚，其气通于耳，劳伤于肾，宗脉虚损，气血不足，故为劳聋。劳聋为病，同劳则肾，气血平和，其聋则轻。"《河间六书·五运主病》："诸风掉眩，皆属肝木。"髓海不足，则脑转耳鸣，胫酸眩冒，目无所见，懈怠安卧。《医学从众录》究之肾为肝母（水生木），又肾主藏精，精虚则脑海空虚而头重，故《黄帝内经》以肾虚及髓海不足主论也。《临证指南医案》提出"脉弦，头胀耳鸣火升，此肝阳上亢，清窍失司"，《医学入门》又提出"耳鸣乃是聋之渐也"。《杂病源流犀烛》更明确提出"耳鸣者，聋之渐也，惟气闭而聋者则不鸣，其余诸般耳聋，未有不先鸣者"，说明耳鸣与耳聋的病因病机基本相同。病因包括外邪侵袭、饮食不节、情志刺激、病后体虚等。

耳鸣耳聋患者，暴鸣、暴聋者多有外感病史，病程通常较短；久鸣、久聋则往往有劳欲过度、脾肾虚损等病史，病程较长。患者自觉耳内鸣响，或如蝉鸣，或如潮声者，是耳鸣的临床特征；患者感觉听力减退甚至丧失、不闻其声者，是耳聋的临床特征。暴鸣、暴聋者多兼有外感症状，久鸣、久聋则往往伴有全身虚弱性症状。辨证论治应注意分新久、辨虚实。

耳鸣耳聋因其病位、病变脏腑、病因及发病机理大致相同，故治疗原则亦大致相同。一般实证采用疏风清热、清肝泻火、化痰降火、通窍活血等治法；虚证则采用补肾填精、益气健脾等治法；若属于虚实夹杂，则又当虚实并治，标本兼治。通常，耳鸣耳聋多从肾论治，亦有从肝论治。其理论基础是：

1）肾主耳：耳以肾为主，耳为肾之外窍，内通于脑，肾藏精，脑为髓之海，髓由精生，肾精充沛，脑得髓养，则听力正常；肾精亏损，精不生髓，髓不充脑，髓海不足，因而出现耳鸣耳聋。肾为听觉之本，肾精、肾气是耳窍生成发育与功能产生、发挥的重要物质基础。耳司听觉之功能，其根本在肾，肾精、肾气的虚损是影响耳功能发挥与疾病发生的重要病理基础。采用补肾填精的方法可以使肾虚型耳鸣症状明显减轻，葛梅凌等用六味地黄汤加减治疗中老年顽固性耳鸣取得了良好疗效。近年来研究表明，补肾中药能提高蛋白合成 ATP 酶的作用，因而可以起到保护听力的作用。

2）肝脉络于耳：足少阴之经脉，属胆络肝，其支者从耳后入耳中、出耳前，其经气环循于耳。故肝胆机能失调，则影响耳的生理功能。如《素问·六元正纪大论》曰："木郁之发，甚则耳鸣旋转"。曾治一位女性患者，每于生气后则耳鸣耳聋不已，服西药或耳聋左慈丸无效，改服逍遥散加减则立竿见影，耳鸣即止。据《素问·脏气法时论》："肝病者……虚则目无所见，耳无所闻。"《素问·至真要大论》："厥阴之胜，耳鸣头眩。"肝气郁结，气郁化火，循经上扰清窍而为耳鸣。故治用疏肝解郁，理气降逆，如逍遥散之类，具有疗效。

3）肝肾同源：肾受五脏六腑之精气而藏之，其精气上通于耳而为听，故肾藏精。而肝藏血，肝血充盛，血可化精，精可化血，精血同源，故肝肾同源。肝阴不足，耳窍失养，也可产生耳鸣耳聋。又肝木有赖肾水的滋养，肾阴虚，水不涵木，肝阳偏亢，虚火上炎，上扰清空，出现耳鸣耳聋。治疗既要滋补肾精，又要柔肝平肝，方能获得满意疗效。

4）肝与气血调畅关系密切：肝主藏血，又主疏泄，气机调畅，气行则血行，若肝失疏泄，气血失和，气滞血瘀，则耳窍受阻，导致耳聋。治宜疏肝行气，活血通窍，如通气散（柴胡、香附、川芎）加通窍活血汤，也可用血府逐瘀汤，既能理气，又能活血，方中有柴胡、枳壳，疏肝理气，配血府逐瘀汤活血通窍。

耳鸣耳聋为内科临床常见病、多发病，近年来，顾自悦主任医师应用自拟补肾生髓汤治疗耳鸣耳聋证，疗效显著。

【验案举隅】

验案一

赵某，女，56岁，退休工人，耳鸣半年余来就诊。患者半年来耳鸣，并伴有听力下降。曾在综合医院耳鼻喉科、神经科就诊，诊断神经性耳鸣，服用甲钴胺分散片、维生素 B_1、烟酸、地西泮、氟桂利嗪等药，症状未明显减轻，而来中医院就诊。刻下症见：耳鸣，耳聋，伴有头晕，头胀，面赤，口干，手足心热，腰酸膝软，舌红，苔少，脉弦细。辨证为肾精不足、耳失濡养，治以补肾填精、濡养耳窍，拟用补肾生髓汤：

熟地黄25g，桑寄生15g，何首乌20g，山茱萸20g，牛膝30g，龟板12g，桑椹20g，当归12g，白芍20g，菊花10g，枸杞10g，女贞子10g，磁石30g。

二诊：患者连服14剂后复诊，耳鸣稍减轻，继服14剂。

三诊：患者述耳鸣已明显减轻，前方加减继服14剂。

四诊：患者诉偶有轻微耳鸣，嘱其忌食辛辣，坚持服1个月后而痊愈。

分析：本例患者症见头晕，耳鸣，耳聋，面赤，口干，手足心热，腰膝酸软，舌红，苔少，脉细。观其舌脉症，综合分析为肝肾不足所致，故用补肾生髓汤治疗。

方中熟地黄、山茱萸、桑寄生滋阴补肾；枸杞、女贞子、桑椹补益肝肾；当归、白芍、龟板滋阴养血；何首乌、菊花养肝血，平肝；牛膝强肾益精，引药入肾；磁石滋补肾阴，平肝潜阳，聪耳明目。全方共奏补肾生髓、滋养清窍之功效。

验案二

范某，男，52岁，耳鸣伴听力下降3个月余。患者3个月前出现耳鸣，听力下降，经某西医医院耳鼻喉科诊断为神经性耳聋，服用甲钴胺、维生素 B_1、倍他司汀、耳聋左磁丸等药后症状无明显改善，故而前来就诊。刻下症见耳鸣、听力下降，伴头晕头沉，周身乏力，腰酸腿无力，夜寐差，舌质微红，苔薄黄，脉弦细。中医诊断为耳鸣，辨证为肝肾不足、虚阳上扰，治以补益肝肾、平肝潜阳，拟方左归丸合天麻钩藤饮加减：

熟地黄 24g，山药 12g，酒萸肉 12g，牛膝 20g，枸杞子 10g，菟丝子 12g，龟甲胶 10g，天麻 10g，钩藤 30g，桑寄生 15g，石决明 20g，杜仲 15g，刺蒺藜 9g，知母 10g，生龙骨 20g。上方 7 剂，水煎服，每日 1 剂，2 次分服。

二诊：药后患者耳鸣减轻，仍觉头部胀感，眠差，前方加紫石英 15g，继服 7 剂。

三诊：服用药物 2 周后，耳鸣减轻，听力较前好转，仍夜寐差，前方加龙齿 30g，生枣仁 20g 继服。

四诊：药后诸症均减轻，效不更方，嘱其按上方继服 3 周，2 个月后随诊患者未再复发。

分析：神经性耳鸣属于中医学耳聋、耳鸣范畴。一般认为暴聋、暴鸣者多因风热、风寒、肝火等引起，多属实证；而久鸣、久聋者，听力逐渐下降，多由中气不足或肝肾亏虚引起，多属虚证。

《灵枢·脉度》篇云："肾气通于耳，肾和则耳能知五音矣。"少阴经者耳聋，即是少阴肾亏虚，不能上充于耳，耳窍不利，可致耳聋。上述理论已被现代临床试验所证实。耳和肾确有十分密切的内在关系。如对耳有毒性作用的氨基糖苷类抗生素，恰好对肾脏也有特异性的损伤作用；能抑制肾功能的利尿药如呋塞米等，也可导致耳鸣耳聋。临床最常用的氨基糖苷类抗生素包括链霉素、卡那霉素、妥布霉素、庆大霉素，此类药物不良反应均可引起不可逆性听力减退，故不宜与其他耳毒性药物合用。现代医学治疗神经性耳鸣耳聋主要还是以消除病因、改善内耳微循环为治疗原则，如应用甲钴胺、维生素 B_1、西比灵、倍他司汀等。

本案患者症见耳鸣、听力下降、乏力、腰酸、脉象弦细，故辨证为肝肾两虚、虚阳上扰。因肝、肾二脏同属下焦，肝藏血，肾藏精，二者相辅相成，肾精不足则导致肝阴亏竭，水不涵木，肝阳上扰，故以补益肝肾、平肝潜阳为治疗原则。方中熟地黄为君，滋补肾阴，益肾填精，以补其真阴不足；山茱萸补益肝肾，固摄精气；怀山药补脾益阴，滋肾固精；龟板胶滋阴补髓；枸杞滋补肝肾，益精血；菟丝子补益肝肾，助精髓；川牛膝益肝肾，强壮筋骨；天麻、钩藤平肝息风；石决明平肝潜阳；桑寄生、杜仲补益肝肾；刺蒺藜、知母、生龙骨平肝养阴降火。诸药合用，共奏滋肾填精、平肝潜阳之功。

（四）面瘫

【病证概述】

面瘫又被称为"口㖞""面瘫""口僻"等，首载于《黄帝内经》。《灵枢》中的"口僻""卒口僻"，《金匮要略》中的"㖞僻"，《诸病源候论》的"风口㖞""口眼㖞斜"，《医学纲目》中的"戾"，都包含了面瘫的概念。清代《针灸集成》第一次将其命名为"面瘫"。本病主要表现为口眼歪斜而不伴偏瘫，相当于西医所称的面神经麻痹，属于周围性面瘫。其病因多为风邪入中颊口之筋，使经筋急而不调，遂致口眼歪斜之证。

中医诊断标准：

1）起病突然，以春秋为多见，常有受寒史或有一侧面颊、耳内、耳后完骨处的疼痛或发热。

2）一侧面部板滞，麻木，流泪，额纹消失，鼻唇沟变浅，眼不能闭合，口角向健侧牵拉。

3）一侧不能作闭眼、鼓腮、露齿等动作。

4）肌电图可表现为异常。

西医诊断标准[1]：

1）病史：起病急，常有受凉吹风史，或有病毒感染史。

2）表现：一侧面部表情肌突然瘫痪、病侧额纹消失，眼裂不能闭合，鼻唇沟变浅，口角下垂，鼓腮，吹口哨时漏气，食物易滞留于病侧齿颊间，可伴病侧舌前 2/3 味觉丧失、听觉过敏、多泪等。

3）脑 CT、MRI 检查正常。

周围性面瘫临床治疗方法较多，目前还没有统一的治疗方案。医者多采用针刺治疗，亦有配合其他物理疗法如艾灸、推拿、穴位贴敷、三棱针刺络、拔罐放血、穴位注射等。顾自悦主任医师在临床中观察发现：早期采取规范化综合治疗，即针刺治疗、中药外敷配合内服汤药，效果远较单一疗法为好，后遗症的发生率也低得多。

【验案举隅】

彭某，男，32 岁。4 天前因吹冷风后突然出现左侧口眼歪斜，额纹消失，眼裂增大，流泪，鼻唇沟变浅，鼓腮漏气，

---

[1] 参照普通高等教育"十五"国家级规划教材《神经病学》第五版（王维治主编，人民卫生出版社，2004 年）。

吹口哨障碍，人中沟歪向右侧。无头晕、头痛及视物旋转，无恶心呕吐，无肢体活动障碍，无口干、口苦，精神、食欲、睡眠可，大小便正常。舌质淡红，苔薄白，边有齿痕，脉浮。诊断为口僻，辨证为风寒袭络，治以祛风散寒、温经通络，拟定针灸处方：

患侧攒竹、阳白、迎香、地仓、牵正、水沟，对侧合谷。浅刺轻刺，每日1次，每次30分钟，不加电针。拟定内服中药处方：防风10g，白附子10g，白僵蚕10g，全蝎6g，蜈蚣2g，丹参20g，当归15g，川芎10g，桔梗10g。7剂，水煎服。拟定外用中药处方加味附乌散：制附片90g，制川乌60g，制乳没各30g，制马钱子10g。研细末分为10份，外敷，每晚1次，睡前以开水调糊状外敷于患侧，上至额部，下至地仓穴，宽约3厘米，晨起后洗净即可。

患者前后共治疗10次，症状基本消除。

分析：周围性面神经麻痹，中医称其为"面瘫"，辨证主要分为风寒、风热、气虚血瘀3型，临床多以牵正散为基础方，结合不同兼证进行加减治疗。本方所治之证，为风痰阻于头面经络所致。阳明内蓄痰浊，太阳外中于风，风邪引动内蓄之痰浊，风痰阻于头面经络，导致经络不利，筋肉失养，则颜面肌肉弛缓不用；无邪之处，气血运行通畅，筋肉相对拘急。缓者为急者牵引，故口眼歪斜。治宜祛风，化痰，通络。方中白附子辛温燥烈，入阳明经而走头面，尤其善散头面之风，用以祛风化痰，故为君药；全蝎、僵蚕均能祛风止痉，其中全蝎长于通络，僵蚕兼能化痰，合用既助君药祛风化痰之力，又能通络止痉，共为臣药；热酒调服诸药，可助宣通血脉，并能引药入络，直达病所，故为佐使。

风热者去白附子加金银花、连翘、板蓝根、蝉蜕、丹参；风寒者加荆芥、川芎、当归；气虚血瘀者加黄芪、当归、川芎、红花；湿热甚者加黄芩、蒲公英；肝阳上亢者加生牡蛎、珍珠母、钩藤。

除热证外，皆可加用加味附乌散外用，但过敏者禁用。

对于急性期周围性面瘫的针刺治疗问题，一直存在争议。有些医家认为不宜针刺，有些医家主张早期针刺治疗。

顾自悦主任医师认为：在周围性面瘫的全过程中皆可行针刺治疗，但在病程的不同阶段，针刺的深浅及手法的轻重应有所不同。急性期针刺宜少，浅刺为主，不宜使用重手法，更不可加用电针。恢复期及后遗症期以深刺、透刺为主，同时加用电针，以断续波治疗 20 分钟左右，以肌肉抽动为度。主穴选用地仓、颊车、阳白、合谷（对侧）、牵正、四白。抬眉困难加攒竹、头维；闭目困难、流泪加后溪；鼻唇沟变浅加迎香；人中沟歪斜加水沟；颏唇沟歪斜加承浆；耳后疼痛加翳风；正气虚或久治不愈者加足三里（双侧）；肝阳上亢者加太冲、太阴（双侧）；虚证及寒证皆可加灸法。每日 1 次，具体补泻手法因人而异。

（五）老年性痴呆

【病证概述】

痴呆是一种以认知功能缺损为核心症状的获得性临床综合征，其认知损害的程度足以影响日常生活、社交或职业功能。常见类型包括阿尔茨海默病、血管性痴呆、额颞叶痴呆、路易体痴呆等。血管性痴呆常为急性起病，呈阶梯式进展，具有血管病证据和局灶神经征，占痴呆发生的 20%；额颞叶痴呆多具有家庭病史，年轻即起病，具有行为障碍，伴额颞叶萎缩，占痴呆发生的 10%；路易体痴呆较少，仅占 8%，呈进行性，伴视幻觉、帕金森综合征等。痴呆中发病率最高的是阿尔茨海默病，占到 53% 左右，逐渐起病，渐进加重，表现为记忆丧失，以海马萎缩为主要特点。本章主要介绍顾自悦主任医师治疗阿尔茨海默病的中医诊治经验。

阿尔茨海默病即老年性痴呆，是老年期最常见的变性疾病，也是不可逆性痴呆中最常见的一种类型。在西方国家中，阿尔茨海默病是继心脏病、肿瘤和卒中之后排在第四位的致死性疾病。阿尔茨海默病属于中医"呆病""痴呆"范畴，最早在《黄帝内经》中有类似症状记载："血并于下，气并于上，曰之善忘。"张介宾则首次提出了"痴呆"病名："痴呆证，凡平素无痰，而成以郁结，或以不遂，或以思虑，或以疑贰，或以惊恐，而渐致痴呆。"其病因病机包括脏腑气血亏虚、痰瘀上蒙清窍以及髓海不足、毒损脑络等，其中脏腑气血亏虚为首要因素，以肾精亏虚为主。总属本虚标实，且多以肾虚为本，痰浊、瘀血为标。肾精亏虚是阿尔茨海默病发生的病理基础，痰浊、瘀血是促进阿尔茨海默病发生发展的重要病理因素，虚、痰、瘀互为因果，加速阿尔茨海默病的病情恶化。治疗上根据辨证论治，亦多采用补肾益髓、填精养神、豁痰开窍或活血化瘀等治法以健脑益智，改善症状，减缓痴呆进展速度。

顾自悦主任医师通过多年临床经验总结，认为阿尔茨海默病患者多为老年人，素体肝肾不足、心脾两虚，而致气血运化失司，日久而生痰成瘀，痹阻经脉，不能上荣清窍，或脾肾不足，肾主骨生髓，而致髓海不足、脑髓失充，均可能导致善忘、迟钝等痴呆症状，故顾自悦主任医师临证多以滋补肝肾、健脾益肾养心为主，在临床上治疗老年性痴呆疗效较好。

【验案举隅】

龚某，女，72岁，2015年6月12日就诊。智能减退、健忘3个月。患者近3个月来出现智能减退，健忘明显，并伴有头晕目眩，心悸气短，面色不华，怔忡不宁，身倦乏力，食欲较差，有时神思错乱，甚至悲伤欲哭。患者有糖尿病病史10余年，高血压病史15年余，坚持服用降压、降糖药物。心电图示心肌供血不足，CT/核磁报告示脑室扩大，舌淡胖，苔薄白，脉弦细。中医诊断为痴呆，辨证为心脾两虚、脑失濡养，治以补益心脾、濡养脑窍，自拟补心健脾养神汤：

人参10g，白术30g，茯苓30g，炙甘草10g，山药30g，柏子仁10g，石菖蒲12g，远志10g，黄芪20g，浮小麦30g，牡蛎30g，当归12g，大枣10g，百合12g。上方水煎200ml，早晚服，此方服用3周。

二诊：药后3周，自觉精神转佳，食欲增加，情绪较前稳定，仍有不同程度健忘，舌质淡，苔白，脉细弦。拟前方加麦冬、五味子以养心生脉，继服3周。

三诊：经过6周调理，诸症基本控制，精神状态好转，自己能料理生活。前方加阿胶10g、白芍15g用以滋心阴养血，再加砂仁10g健脾，以防滋补之品黏腻碍胃，继服3周。

四诊：经过2个月调理，病情基本稳定，生活能自理，嘱其继服以巩固疗效。

分析：本案痴呆为心脾两虚、脑失濡养所致。因心脾不足，气血两亏，脑失濡养，则出现心悸气短、健忘、失眠寐差、悲伤欲哭等症状。正如《证治准绳》曰："人之所主者心，心之所养者血，今心血不足，神气失守，失守则舍空，此惊悸之所由发也。"心悸之由，不越二神，一者虚也，二者饮也，气虚者由阳气内虚，心下空虚，火气内动而为悸也，血虚者亦然。《景岳全书》曰："心脾血气本虚，而或为怔忡，或为惊恐，或偶以大惊猝恐而致神志昏乱者，宜七福饮。"七福饮药用组成为人参、熟地黄、当归、白术、炙甘草、枣仁、远志，能起到补益气血、养心安神定悸的作用。

本案痴呆为心脾两虚，气血不足，导致脑失濡养，故选用自拟补心健脾养神汤治疗。黄芪、党参、白术、茯苓、炙甘草加强补气之功，因有形之血不能速生，无形之气所当急补，气生则血生；柏子仁、黄芪、当归补气养血；当归、白芍、百合养血和血；牡蛎、浮小麦、五味子、大枣养心定悸，安神止烦。全方共奏补益心脾、濡养脑窍之功效。

（六）眩晕

【病证概述】

眩晕又称"眩""眩运""眩冒""头风眩"，是目眩与头晕的总称。目眩即眼花或眼前发黑，视物模糊；头晕是感觉自身或外界事物旋转，站立不定。因二者常并见，故统称"眩晕"。轻者闭目即止，重者如坐舟车不能站立，或伴有恶心、呕吐、汗出，甚则昏倒等症状。《黄帝内经》中对本病的病因病机进行了较多的论述，认为眩晕属肝所主，与髓海不足、血虚、邪中等多种因素有关。《素问·至真要大论》云："诸风掉眩，皆属于肝。"《灵枢·海论》曰："髓海不足，则脑转耳鸣，胫酸眩冒。"东汉时期张仲景从六经论治眩晕，首次提出了"痰饮"导致眩晕，为后世医家广泛运用，同时提出了"阳明热结"致眩。隋唐以后，人们更重视"火热"对眩晕的影响，金元时期主要倡以"风火""痰湿"致眩，首以"风火"立论。明清时期则以虚实为纲，虚有气、血、阴、阳、精、五脏虚，实有风、寒、暑、湿、痰、火之实，并首提"瘀血"致眩晕的病因病机，为眩晕的治疗开拓了新思路。现代医家则在"痰瘀"病理基础上，提出"毒"致眩晕的新概念。

顾自悦主任医师在临证时，认为眩晕主要病机为"本虚兼以标实"。"本虚"指元气亏虚，气血亏虚，肝肾不足，致髓海空虚，脑窍失养；"标实"即风痰瘀血阻滞脑窍脉络，致清阳不升，发为眩晕。故在临证中，主张"扶正祛邪，寓补于通，风痰瘀同治"，在补益气血、补肝益肾的基础上，兼用活血息风、涤痰通络之品，如蔓荆子、青葙子、茺蔚子、丹参、刺蒺藜、天麻、钩藤、胆南星、天竺黄、石菖蒲、郁金等，常获良效。此外，维持脏腑功能平衡也是治疗的要点，根据"诸风掉眩，皆属于肝"的理论，认为眩晕一证病变脏腑多责之于肝、脾、肾，并以肝为重点，且长期的临床实践也说明了这一点。本从先天之本为肾、后天之本为脾入手，健脾补肾以益脑髓，达到扶正祛邪之目的，如使用白术、党参补气生津，杜仲、牛膝、山茱萸、女贞子补益肝肾，使肝、脾、肾得以补益，风、痰、火得以祛除。

通过临床实践，顾自悦主任医师诊治眩晕有效率及治愈率高，疗效满意。采用现代科研的思路、模式、方法，通过挖掘顾自悦主任医师诊治规律，客观地对顾自悦主任医师治疗眩晕的遣方用药规律进行总结。

对顾自悦主任医师门诊300例眩晕病案进行整理，在录入数据库后，采用频数分析、聚类分析等方法进行相关的数据挖掘，总结处方用药规律，为中医辨证论治眩晕提供客观科学的依据。采用频数分析总结用药分布规律，聚类分析结合中医理论归纳出眩晕基本证型、基本处方，总结出每一证型的辨证要点。

1）常用药：收集顾自悦主任医师诊治眩晕病案共300例，使用药物种类共87种，其中频率大于20%的药物共33种，频次详见表2。

表 2　眩晕病使用药物频次表

排序	药物	频次	排序	药物	频次
1	天麻	248	18	陈皮	95
2	白芍	223	19	黄芩	94
3	钩藤	216	20	川芎	88
4	当归	174	21	白芷	85
5	白术	162	22	生地黄	75
6	葛根	160	23	郁金	74
7	菊花	159	24	山药	71
8	青葙子	156	25	石决明	69
9	柴胡	154	26	菟丝子	68
10	丹参	154	27	竹茹	66
11	夏枯草	134	28	浮小麦	64
12	牛膝	122	29	麦冬	64
13	茯苓	109	30	砂仁	64
14	半夏	106	31	杜仲	63
15	桑叶	98	32	龙齿	62
16	炒刺蒺藜	96	33	百合	60
17	益母草	96			

2）对药：选择用药频数≥10的药物，采用SPSS18.0数据挖掘软件，进行关联规则分析，挖掘两味药（药对）之间的配伍关系，筛选支持度≥10%、置信度≥70%、提升度≥1的关联规则，共得到关联规则12条：天麻－钩藤，杜仲－牛膝，茯苓－白术，菊花－青葙子，川芎－当归，当归－白芍，半夏－陈皮，柴胡－茯苓，柴胡－郁金，菊花－夏枯草，桑叶－菊花，半夏－石菖蒲。

3）药组：选择用药频数≥10%的药物，采用SPSS18.0数据挖掘软件，进行关联规则分析，筛选支持度≥10%、置信度≥80%、提升度≥1的药对关联规则，挖掘三味药之间的配伍关系的药对关联规则，共得到关联规则9条：半夏－白术－天麻，天麻－石决明－钩藤，茯苓－陈皮－半夏，白芍－石决明－菊花，钩藤－石决明－天麻，钩藤－夏枯草－天麻，钩藤－白芍－天麻，钩藤－石决明－牛膝，柴胡－黄芩－郁金。

4）常用方：通过样品聚类分析，将300例次患者用药情况分为3类：

第1类为滋阴潜阳、息风止眩类药物，包括天麻、钩藤、菊花、炒刺蒺藜、牛膝、石决明、黄芩、葛根、党参、杜仲等。天麻配钩藤，天麻、钩藤配石决明，杜仲配牛膝为常用药物组合。本类方药治疗以肝阳上亢为主要病机的眩晕，体现了平肝潜阳、治病求本的思路。

第2类为健脾化痰祛湿类药物，包括法半夏、党参、白术、茯苓、陈皮、天麻、泽泻、山药、砂仁、石菖蒲等，其中陈皮、茯苓、半夏、白术等尤为常用。半夏配茯苓，白术配党参，半夏、陈皮配茯苓为常用药物组合。患者饮食不节，损伤脾胃，日久气机失和，痰浊瘀血内生，痰瘀互结，阻于经络，脑窍失养，发为眩晕。顾自悦主任医师认为脾虚痰瘀内生也为眩晕的重要病机之一，治疗应注重健脾化湿祛瘀。

第3类为清肝泻火类药物，包括柴胡、黄芩、郁金、菊花、夏枯草、天麻、白芷、栀子等。柴胡配郁金，菊花配青葙子，柴胡、郁金配黄芩为常用药物配伍。治疗眩晕时亦注重治疗肝火、风阳等标证。患者因情志不畅，致肝失疏泄，肝气郁而化火，上扰清窍则头晕。本类药物体现清肝泻火以治其标。

【验案举隅】

验案一

顾某，女，35岁。时发头晕数年。症状时轻时重。发作较重时自觉房倒屋塌，天旋地转，不能站立，不能转侧，恶心，呕吐，耳鸣如蝉。2013年6月9日再次发作，于某西医医院诊断为内耳眩晕症，给予非那根等药物对症治疗，症状略有改善，但仍头晕、头沉，故来中医医院就诊。患者无明显阳性体征，血压、脉搏、呼吸均正常，舌红，苔薄白腻，脉弦缓。诊断为眩晕，辨证为脾肾两虚、痰湿中阻，治以补脾益肾利水，处方：

山药15g，酒萸肉12g，茯苓15g，泽泻15g，车前子10g，川芎12g，菊花12g，女贞子12g，荆芥10g，薄荷6g。7剂，每日1剂，分2次温服。

二诊：患者症状好转，头晕程度明显减轻，仍自觉头部有沉重感，饭后胃脘部有胀满感。治以燥湿和胃，原方去薄荷，加陈皮、姜半夏各10g。再服7剂，症状均除。随访半年，未再发作。

分析：患者青年女性，头晕反复发作。据四诊分析，患者症状虚实夹杂，有肾精亏虚表现，如耳鸣如蝉，舌红，脉弦；亦有脾虚湿盛表现，如恶心，呕吐，苔白腻，脉缓。治疗以健脾益肾、通利水湿为主，以加减六味地黄汤为基础方，方中不用熟地黄，忌其助湿之故。以山药、酒萸肉、女贞子健脾益肾，为君药；茯苓健脾渗湿为臣药；车前子益肾、利小便，川芎行气，菊花清头目凉血，薄荷、荆芥清肝散风，为佐使药。诸药合用，共奏健脾养肾、行气利湿之功。二诊去薄荷，加陈皮、半夏加强健脾和胃作用。脾气健运，肾气得充，水湿得利，湿邪得散，故对脾肾亏虚、湿浊中阻的眩晕有良好的效果。

验案二

张某，女，61岁。因间断头晕4年、加重2天而就诊。患者于4年前出现头晕，发作时伴恶心，多由卧位至坐位时加重，曾多次住院及门诊针灸治疗。此次就诊前2天患者头晕加重，恶心无呕吐，无视物旋转，无肢体麻木，头颅CT示多发腔隙性梗死，考虑后循环缺血，予以口服非那根及静点天麻素注射液等治疗，症状有所缓解。测血压左侧90/60mmHg（患者左锁骨下动脉闭塞病史），右侧130/80mmHg。神清，无眼震，心、肺、腹未见明显体征。舌淡，苔白腻，脉弦滑。心电图示T波异常。西医诊断为后循环缺血，中医诊断为眩晕，辨证为痰浊中阻，治法为健脾化痰、降浊清眩，拟用半夏白术天麻汤加减：

半夏9g，白术10g，茯苓10g，泽泻10g，天麻10g，龙骨40g，牡蛎40g，丹参20g，枳实10g，竹茹10g，石决明20g，葛根30g。7剂，每日1剂，早晚分服。

二诊：服药后，头晕较前好转，无恶心呕吐，睡眠差，加酸枣仁20g，夜交藤30g，7剂。

三诊：此次症状明显好转，头晕缓解，睡眠可，再服7剂，头晕已除。

验案三

朱某，女，60岁，退休，头晕数年，加重1周就诊。患者近年来反复头晕头痛，曾诊高血压，目前服用降压药物，血压控制可，但头晕不减。1周前头晕加重，遂来就诊，刻下症见：眩晕，耳鸣，头胀痛，易怒，失眠多梦，面红，目赤，口苦，便秘，尿赤，眩晕欲仆，泛泛欲吐，舌红，苔黄，脉弦数。拟用三子平肝汤加减：

蔓荆子10g，青葙子10g，茺蔚子10g，天麻12g，钩藤30g，刺蒺藜9g，生地黄10g，牡丹皮10g，黄芩10g，栀子10g，山茱萸10g，郁金10g。7剂，每日1剂，早晚分服。

二诊：患者服药7剂后，头晕头痛已解，诸症愈。

分析：方中三子（蔓荆子、青葙子、茺蔚子）均为味苦、性微寒之品，用以清泻肝火，平抑肝阳。天麻、刺蒺藜与钩藤平肝息风；生地黄、牡丹皮、山茱萸益肾养阴凉血，滋水涵木；黄芩、栀子、郁金清热除烦助眠。全方合用，使肝肾得以补益，风火得以祛除，标本同治，故而获效。

顾自悦主任医师认为眩晕主要以本虚为主，兼以标实。所谓"本虚"即元气耗损，气血不足，肝肾亏虚，则易致脑脉失养，髓海空虚；所谓"标实"即风阳上扰，痰浊、瘀血阻滞脑窍脉络，致清阳之气不得舒展，正气亏虚所致。此外，顾自悦主任医师还注重脏腑功能的平衡，认为眩晕一证病变脏腑多责之于肝、脾、肾，以肝为重点，并据"诸风掉眩，皆属于肝"的理论，患者肝肾不足，或烦劳而怒，阳亢于上，血随气逆，并走于上而发病。肝肾阴虚，肝阳偏亢，阳亢化风，风阳上扰，故见眩晕、头痛。肾水不能上济于心，则心中烦热。本证抓住上盛下虚，即标本兼治，但以标实为主的特点，自拟三子平肝汤治疗肝阳上亢型眩晕，疗效明显。

验案四

王某，女，45岁。近年来，常患眩晕伴恶心纳差，屡治不效，时作时止。近3天劳累后眩晕发作，头晕旋转，卧床不起，不能饮食，时心慌，胃脘不适。血压140/95mmHg，心电图大致正常，CT报告正常，血生化示高脂血症。舌苔白腻，脉象弦滑。诊断为眩晕，辨证为痰浊壅阻、气机不畅，治以涤痰祛湿、调理气机，拟用旋覆代赭汤：

旋覆花20g，代赭石15g，半夏9g，生姜9g，党参15g，大枣10g，炙甘草10g。

二诊：1周后复诊，眩晕大减，已能进食，舌苔仍微腻，脉滑，前方加陈皮15g，茯苓20g，砂仁6g。继服2周而痊愈。

分析：眩晕之症，神经内科最为常见。诊治时，须辨别标本虚实。虚者临床多见肝肾不足、心脾两虚而致脑失濡养，实者多因风、火、痰、湿而发。本案系痰浊内阻、风痰上扰清窍致眩晕，故用旋覆代赭汤以涤痰祛湿、调理气机，而眩晕则自止。

（七）颤证

【病证概述】

颤证主要是指患者肢体的一部分进行不自主的、节律性的抖动，属于一种症状，并不特指单独疾病，很多疾病均可导致肢体震颤。但根据本病的临床表现，现代医学中的帕金森病、帕金森综合征、特发性震颤、肝豆状核变性、小脑病变相关性震颤、甲状腺机能亢进等均可归属于本病的范畴。本病老年人发病较多，男性多于女性，多呈进行性加重。随着我国社会老龄化的加剧，颤证患者也在增多，严重影响患者生活质量，因此对其规范治疗具有重大意义。目前现代医学缺乏根治性治疗手段，且存在长期服药疗效减退及不良反应较多等问题，中医治疗本病历史悠久，且疗效稳定，副作用小，具有一定优势。

中医认为颤证是指由于内伤积损或其他慢性病证导致筋脉失荣失控，以头身肢体不自主地摇动、颤抖为主要临床表现的一种病证。古代亦称"颤振"或"振掉"。早在《黄帝内经》就有记载，称本病为"掉""振掉"。《素问·五常政大论》描述了其临床表现，如"其病动摇""掉眩巅疾""掉振鼓栗"等;《素问·至真要大论》提出"诸风掉眩，皆属于肝"，指出病变在肝;《素问·脉要精微论》云"骨者髓之府，不能久立，行则振掉，骨将惫矣"，明确了病变与"髓"有关。至明代，许多医家对本病的认识进一步深化，对病名、病因、病机、辨证论治等方面均有较为系统的论述。《证治准绳·杂病·颤振》说:"颤，摇也;振，动也。筋脉约束不住而莫能任持，风之象也……亦有头动而手足不动者……手足动而头不动者，皆木气太过而兼火之化也。"不仅指出了本病的临床特征，而且概括了本病的病机为"筋脉约束不住"，病与肝木风火有关。《医学纲目·颤振》说:"颤，摇也;振，动也。风火相乘，动摇之象，比之瘛疭，其势为缓。"《赤水玄珠·颤振》认为震颤的病因病机是"木火上盛，肾阴不充，下虚上实，实为痰火，虚则肾亏"，属本虚标实、虚实夹杂之病，治疗应"清上补下"，体现扶正祛邪、标本兼顾的治疗原则。清代《医宗己任编·颤振》强调气血亏虚是本病的重要原因，并创造大补气血法治疗震颤。《张氏医通·颤振》较系统地总结了本病的病因病机，并列举出13个证候以及主治方药，还以脉象判断预后，丰富了本病的理论和临床经验。

顾自悦主任医师认为，本病病因包括内因和外因。内因主要是先天体质禀赋异常、年老体衰，是致病因素作用于机体后决定颤证发生的内在因素，同时也决定其病理演变的过程。六淫情志、饮食不节、痰浊血瘀均为本病的外因，常见的病理因素为风、火、痰、瘀，诸多外因影响内因，内因诱导外因，内外相互联系，终致颤证。

在治疗方面，扶正补虚、标本兼顾是本病的总则。但临证中要问清诱因、起病缓急、病情轻重等，临床治病应当在分期辨治、脏腑辨证的基础上遣方用药，邪实者，攻邪时注意扶正；正气不足者，扶正时注意活血行气。治疗以滋补肝肾、息风止颤、活血祛瘀为基本大法。针对肝肾亏虚患者，治以补益肝肾，但应注重阴虚内燥，在补益肝肾的同时予以滋阴润燥，用药辨证多采用熟地黄、桑寄生、制首乌、怀牛膝、麦冬、山茱萸、芍药、五味子、女贞子等滋肾柔肝之品。针对痰瘀阻络患者，用药辨证多采用石菖蒲、远志、胆南星、陈皮等化痰之品。针对肝风内动的患者，用药多采用天麻、钩藤、龟甲、鳖甲、牡蛎等平肝息风之品。同时临床辨治善用虫药搜风通络，如僵蚕、全蝎、蜈蚣、地龙等，但病情不同，注意选药及剂量亦不同，有些毒性药品，临床不能多用、久用，宜中病即止；针对气血亏虚患者，临床辨证多采用党参、黄芪、山药、当归尾、赤芍、仙鹤草等益气、养血、健脾之品等。

【验案举隅】

李某，男，67岁，主因手抖4年，加重1个月就诊。4年前因走路缓慢、表情僵硬、手抖就诊外院，诊断为"帕金森病"，长期口服美多芭等治疗。近1个月，家属诉患者行走迟缓、手抖等症状加重，家属曾自行将美多芭加量半片，效差，故来就诊。诊见患者神志清楚，精神可，面色暗淡，面部表情呆板，行动迟缓，行走时小碎步向前冲，转身、起立缓慢有等待，时有双手不自主震颤，如"搓丸样"动作，睡眠时消失，时有头晕，伴双耳鸣，无视物成双、视物旋转等症状，双手麻木，腰膝酸软，夜寐汗多，饮水呛咳，纳可，眠浅，大便可，小便频。神经系统查体：神志清楚，言语缓慢，表情呆板，记忆力、计算力等减退，双额纹对称，双侧鼻唇沟对称存在，咽反射减弱，四肢肌力5级，四肢肌张力增高，生理反射存在，病理反射未引出。舌红，苔薄白，脉弦细。心电图示窦性心律，非特异性ST-T改变；头颅CT示脑白质脱髓鞘改变；血生化示LDL-C 3.5mmol/L，HDL-C 1.1mmol/L。既往高血压10余年，长期口服苯磺酸氨氯地平5mg qd，血压控制尚可。西医诊断为帕金森病，中医诊断为颤证，辨证为肝肾阴虚，治以滋补肝肾、祛痰通络止颤，处方：

熟地黄15g，制首乌20g，枸杞子10g，桑寄生20g，天麻10g，钩藤30g，僵蚕10g，全蝎3g，赤芍30g，丹参30g，鳖甲20g，甘草3g，石斛10g，菊花10g，红景天15g。7剂，水煎服，每日1剂，早晚分2次服。

二诊：患者行动缓慢较前好转，震颤频率较前减低，表情较前自如，起立、转身等动作较前亦流畅，仍夜间盗汗明显，大便干结，舌红，舌边齿痕，苔白，脉弦细，予生白术20g，黄芪20g，用以健脾助运、通便；加糯稻根、浮小麦各15g滋阴敛汗。

三诊：患者行动缓慢、震颤等症状相对平稳，美多芭原量继续服用，盗汗见好，仍大便干结，排便困难，舌淡红，苔薄白，脉弦细。予生白术50g，黄芪30g，肉苁蓉10g。嘱家属加强陪护，尽量使患者保持稳定情绪，切忌忧思郁怒等不良的精神刺激，生活要有规律，劳逸适度等。后随访半年，美多芭减量为原来的1/2，症状控制平稳。

分析：患者老年男性，年近七旬，肝肾渐亏，阴不制阳，水不涵木，阳无所制，阳盛化风，筋脉失养，加之久病脏衰、脏腑精气不足，脾虚失运，聚湿生痰，肝风挟痰痹阻肢体经络，故见行动迟缓、震颤等，结合舌脉辨证当属肝肾阴虚证。病性当属本虚标实，本虚以肝肾亏虚为主，标实乃痰瘀痹阻经络。方中以熟地黄、制首乌、枸杞子、桑寄生滋补肝肾；天麻、钩藤、菊花平肝潜阳；赤芍、丹参活血化瘀；僵蚕、全蝎祛风通络；石斛、红景天生津散结、改善眩晕，且健脾助其运化之功；甘草调和诸药。

顾自悦主任医师治疗颤证，非常注重病后调护，经常耐心叮嘱患者及家属，要保持心情舒畅，避免忧思郁怒等不良精神刺激，饮食宜清淡而富有营养，忌嗜食肥甘厚味及暴饮暴食，戒除烟酒等不良嗜好。

（八）郁证

【病证概述】

郁证是由于情志不舒、气机郁滞所致，以心情抑郁、情绪不宁、胸部满闷、胸胁胀痛，或易怒易哭，或咽中如有异物梗塞等为主要临床表现的一类病证。根据郁证的临床表现及其以情志内伤为致病原因的特点，目前中医将此类症状诊断为郁证，它包括了现代医学中抑郁症、焦虑症、神经症、某些围绝经期综合征等。

历代中医对于本病病因病机的认识颇多。《素问·阴阳应象大论》中指出"怒伤肝，思伤脾，忧伤肺"，唐代名医孙思邈也曾说"怒甚则伤肝，思多太损神"，可见情志变化对人体健康有着一定的影响，抑郁过久就会引起"郁证"的发生。元代朱丹溪提出"气血冲和，百病不生，一有怫郁，诸病生焉""故人身诸病，多生于郁"等说法，认为本病的起因是情志内伤、肝气郁结，发病传变规律是初病在气，久病及血，累及五脏。《丹溪心法》载有"六郁证"，包括气郁、热郁、痰郁、湿郁、血郁和食郁，多为内伤、气候因素、饮食及其他病因所致。朱丹溪创立六郁汤、越鞠丸两方，临床疗效确凿。《类证治裁·郁症论治》言："七情内起之郁，始而伤气，继降及血，终乃成劳。"发病之初，尚在气分，主要表现为精神抑郁、情绪不安、失眠多梦、胸胁不舒等精神症状和气机郁滞的身体症状。在此阶段若失治误治，病情进一步发展，进而影响血分。气滞则无力推动血液运行，久则导致血瘀，而瘀血又进一步阻滞了气机的运行。两者相互作用和影响，形成恶性循环。随着疾病的进展，病情逐步累及五脏。

病初则在肝，继则累及心、脾胃、肾等脏腑，故出现多脏腑的症状，这是本病的治疗难点。《灵枢·口问》云："心者，五脏六腑之主也……故悲哀愁忧则心动，心动则五脏六腑皆摇。"脏腑功能失调，既能导致气滞、血瘀、火郁、痰结的标实，也可出现心阴亏虚、脾胃气虚、肝肾不足的本虚。明代徐春甫《古今医统大全》云："郁为七情不舒，遂成郁结，既郁之久，变病多端。"从现代医学的角度来看，患者由于长期精神抑郁，脑部血液循环不好，供氧不足，故中枢神经兴奋性不够，导致人体生命力低下，出现消化不良、厌食、性欲低下、记忆力减退、情绪低落等生理功能低下的身心症状。

清代何汝夔在《伤寒原旨》中说："阴不交于阳则阳亢，阳不交于阴则阴凝。"阴阳之间要互相交流沟通，才能够维护阴阳平衡。在精神医学中就有阴证和阳证之分，凡情志表现为烦躁、亢奋、发狂者属阳证，凡情绪低落、抑郁、沉默寡言者属于阴证。抑郁症的特点是"三低"：情绪低落、思维迟钝、行为减少，当属阴证；焦虑症的特点是"三亢"：焦虑紧张、运动性不安、自主神经功能亢进，当属阳证。从病机分析，阴不交于阳则阳亢，阳气亢则焦虑，故表现"三亢"；阳不交于阴则阴凝，气机凝滞则抑郁，故表现"三低"。

顾自悦主任医师认为，郁证临床表现虽然复杂，但阳气闭郁、肝气郁结是郁证的主要病机，因此疏肝理气、畅达阳气为治疗郁证的基本方法，通过畅达阳气以求达到舒畅气机、鼓舞脏腑气化、振奋神机、宁神定志之目的。

临床常用的治疗思路有：

1）疏肝解郁。气郁为诸郁之始，治郁先治气，调气先疏肝。正如清代费伯雄《医方论·越鞠丸》中云："凡郁病必先气病，气得流通，郁于何有？"故治宜疏肝解郁，理气开窍，宁神定志。以疏肝理气解郁为基本方法，从肝论治郁证，临床常用柴胡疏肝散、逍遥散、越鞠丸等加减。"气有余便是火""六气化火"，治疗宜清火。如气郁化火可用丹栀逍遥散、柴胡加龙骨牡蛎汤、栀子豉汤、栀子厚朴汤、枳实栀子豉汤等"清火开郁"。若胸胁胀痛不移，或女子月事不行，脉象弦涩，此乃久病入络，气滞血瘀，常加当归、桃仁、红花、丹参以活血化瘀。

2）理气化痰开郁。此法多用于痰气郁结之患者，此乃肝郁侮脾，脾运不健，生湿聚痰，痰气郁结于胸膈之上。此类患者多自觉咽中不适如有物梗阻感，咯之不出，咽之不下，亦称"梅核气"。常用半夏厚朴汤、涤痰汤等行气散结、降逆化痰，常酌加香附、枳壳、佛手、郁金、代赭石等以增理气开郁、化痰降逆之效。如痰气郁结日久化热，兼见呕恶，口苦，苔黄而腻，常用温胆汤加减以化痰清热，疏利气机。

3）滋肾疏肝。乙癸同源，肝肾互生。脏阴不足，营血暗耗，肾阴不足，则虚阳上浮，阴虚生热，虚热扰神，故肾虚肝郁证，以补肾为主，兼以疏肝解郁，以标本兼治，常用天王补心丹合六味地黄丸加减，或用滋水清肝饮加减。

4）调气和中。脾胃为气机升降之枢纽，后天化生之源，脾胃失调，升降失司，运化无力，从而产生气郁、痰阻等病理因素以及气血不足的病机变化，治疗应当调气和中，畅达中焦气机，振奋阳气，脾胃强健，则气血自生，临床多用归脾汤加减，本方由四君子汤和当归补血汤加味组成。常酌加郁金、合欢花等以开郁安神。

5）通阳开郁。阳气不达是郁证的基本病机，治疗郁证应重视温通阳气，通过调和营卫、宣阳开郁以条达气机，恢复肝脾之阳气，鼓舞脏腑气化，使气血平和，从而达到振奋神机、宁神定志之目的。临床常用自拟柴桂解郁饮加减或用四逆散加桂枝、细辛、薄荷、生姜等通阳开郁之品治之。

（九）三叉神经痛

【病证概述】

三叉神经痛是一种常见神经科疾病，病理特征主要为患者面部三叉神经支配的区域疼痛，疼痛间歇发作，可呈刀割、烧灼、针刺或电击样。西医目前对三叉神经痛的病因及发病机制尚不明确，目前主要有神经血管压迫学说、遗传学说、癫痫学说、骨性压迫学说等。治疗主要包括微血管减压术、射频热凝术等手术治疗以及抗癫痫、抗惊厥等药物治疗。

中医将其归为面痛、面颊痛、眉棱骨痛、齿槽风等范畴，《张氏医通》中将其描述为不能开口言语、饮食皆妨、手触之则痛等。本病主要病机为气滞血瘀，经络受阻，不通则痛。面为阳明部分，病因则与阳明燥热、情志内伤、外感风寒、风热等相关，故中药治疗多为调理风寒凝滞、风痰阻络、肝胆郁热、瘀血阻滞等。肝脏功能在此病发生发展中占有重要地位，肝主疏泄，肝失疏泄则情志抑郁、气血不畅；肝主藏血，肝不藏血则机体失于濡养，经脉为风所乘。病久或年老者，则气血亏虚、肝肾不足，引起脉络失荣，不荣则痛。中医治疗主要根据辨证，给予中药汤剂口服，或者应用针灸、拔罐、推拿等疗法，达到疏通经络、通络止痛之功效。

顾自悦主任医师认为，三叉神经痛仍属中医"头痛"范畴，具体还可归纳为"面痛""面颊痛"等。根据中医异病同治的原则，认为三叉神经痛的中医病机亦不外内外、虚实，即包括外感和内伤、正虚和邪实，脏腑主要涉及肝、脾、肾。外感主要是外感风寒、风热等，诱发疼痛，属于标；内伤则包括气滞、血瘀、痰阻或情志不畅等导致经脉阻络，不能上荣头面；或正气亏虚、肝肾不足、血虚失养等，亦不能濡养头面经脉，从而导致头面部疼痛。故顾自悦主任医师在治疗上注重辨证论治，发现临床中虽然可见到各种三叉神经痛患者，但仍以肝阳上亢或肝肾不足患者居多，而肝木过亢易克脾土，故治疗上务必兼顾健脾补土，治疗上要同时兼顾肝、脾、肾三脏，再根据患者发病的诱因、特点等，配以搜风、活血、理气、滋阴通络之品，达到补虚泻实，标本兼顾之功，从而缓解三叉神经痛。

【验案举隅】

验案一

患者郑某，女性，65岁，右侧脸部发作性疼痛1年余。患者1年多以来，经常出现右侧脸颊部刀割样剧烈疼痛，每次疼痛发作约半分钟至1分钟左右，近1年多来反复发作，每遇着凉、着热、洗脸、刷牙、咳嗽以及风吹等均可诱发。发作时不伴有发热、肢体无力等，无鼻塞、无口角歪斜等。在发病期间曾去综合医院神经内科就诊，服用"去痛片"、卡马西平、苯妥英钠、地西泮、甲钴胺以及维生素 B_1 等，药后疼痛可缓解，但反复发作，且因患者年老体弱，服药后经常出现头晕、嗜睡、乏力、失眠，特别是头晕不敢走路，步态不稳较重，医生建议患者服用中药治疗，故来就诊。体格检查：体温正常，脉搏75次/分，血压140/90mmHg，鼻旁区局部无明显压痛。心肺腹部体检无异常。神经系统检查：意识清楚，言语清晰，双侧瞳孔等大等圆，直接、间接对光反射灵敏。双眼球运动正常，无眼震，双侧角膜反射灵敏，双侧额纹对称等深，双眼闭合有力，双侧鼻唇沟对称，双耳听力大致正常。双侧咽反射灵敏，伸舌居中，颈部无抵抗，步态正常，四肢肌力5级，四肢肌张力对称正常。双侧面部及肢体浅、深感觉正常。双侧指鼻试验准确，双下肢跟–膝–胫试验阴性，双侧肢体腱反射正常，双侧病理征（–）。辅助检查：头颅CT未见异常，血、尿、便常规正常，血生化检查总胆固醇5.9mmol/L、甘油三酯1.8mmol/L、低密度脂蛋白3.4mmol/L，余大致正常。心电图大致正常。刻下症见：面红目赤，五心烦热，失眠多梦，咽干，舌红少苔，舌边有瘀斑，脉弦细涩。诊断为面痛，辨证为肝肾亏虚、阴虚阳亢、经络不通，治以滋补肝肾、平肝潜阳、活血通络，拟用滋阴息风通络汤：

熟地黄25g，山药20g，山茱萸20g，牡丹皮10g，当归15g，白芍20g，天麻10g，钩藤30g，牛膝20g，益母草20g，青葙子15g，蔓荆子15g，丹参20g，全蝎6g，地龙6g。水煎服200ml，早晚分服。

二诊：自述药后诸症稍减轻，已减少卡马西平用量。睡眠可。烦热、头晕减轻，前方加石决明、夏枯草，继服上方，继服2周。

三诊：服中药后3周仅有1次因受风小发作，其他无任何不适，嘱继服前方。

患者服前方加减2个月后，卡马西平已停药，至今未再发作。

分析：本案根据其症状、舌脉分析，因其病久，故属肝肾不足，阴虚阳亢，经络不通，选用自拟滋阴息风通络汤治疗。方中熟地黄、山药、山茱萸滋补肝肾；当归、白芍养血活血；因是风阳上扰，治风先治血，血行风自灭，故用当归、白芍、天麻、钩藤、牛膝、牡丹皮平肝息风潜阳；青葙子、蔓荆子清肝泻火；丹参、益母草、全蝎、地龙息风镇痉、活血通络止痛。以上诸药合用，共奏滋补肝肾、平肝潜阳、活血息风、通络止痛之功，故而获效。

近年来相关研究发现三叉神经痛与 CGRP、SP 和 β–EP 等神经递质有关。SP 高表达能促使血浆渗出、平滑肌收缩，并导致递质积聚刺激神经根；β–EP 是调节疼痛感觉的抑制性神经递质，可抑制 SP 释放；而 CGRP 在三叉神经节等部位的神经胞体合成，与 SP 等在痛觉调节过程中相互影响。现代药理学也证实，白芍中所含牡丹酚、苯甲酰芍药苷和氧化芍药苷等有抗炎作用，还可镇痛、解痉、提高免疫功能等，而全蝎、蜈蚣等对急、慢性疼痛均有强效抑制作用，具有较好的修复受损神经的功效。

验案二

张某，男，56 岁。头面痛 6 年，加重 20 天。患者 6 年前出现右侧头面部疼痛，在某医院就诊，诊断为三叉神经痛，之后时轻时重，反复发作，遇怒则甚，发作时头痛伴恶心，曾服用卡马西平、维生素 B_1 等药。疼痛每年均发作 3 ~ 4 次，春季多发。此次于 20 天前又因恼怒而诱发，患侧面部突发灼痛，面红目赤，夜寐不宁，口苦咽干。在某西医医院就诊，服用药物治疗后症状未见明显缓解，建议患者手术治疗。患者因担心手术并发症拒绝手术，遂来我院就诊。自述高血压病史 8 年，现服用西药治疗，血压控制情况可，糖尿病史 4

年，否认冠心病及传染病病史，否认外伤手术输血史。头颅CT 未见明显异常。舌红干燥，苔薄黄，脉弦数。西医诊断为三叉神经痛，中医诊断为头痛，辨证为肝阳上亢，拟用三子平肝汤加减：

蔓荆子 10g，青葙子 10g，茺蔚子 10g，天麻 10g，钩藤30g，刺蒺藜 9g，牡丹皮 10g，夏枯草 10，栀子 10g，黄芩10g，石决明 20g，白芍 20g，葛根 10g，白芷 10g。水煎服200ml，早晚分服。嘱其生活作息规律，切忌恼怒，保持乐观情绪，忌食辛辣之物。

二诊（2016 年 4 月 7 日）：面部疼痛减轻，一周期间小发作 2 次，睡眠好转，但自觉口干，舌燥，舌脉同前，予前方加知母 10g。

分析：本病例患者恼怒后症状加重，面部突发灼痛，面红目赤，夜寐不宁，口苦咽干，舌红，苔黄，脉滑，辨证肝肾阴虚、肝阳上亢明确，顾自悦主任医师根据辨证选用三子平肝汤。三子平肝汤为顾自悦主任医师是治疗肝阳偏亢引起的三叉神经痛、头痛的经验方。本证亦属上盛下虚，但以标实为主，需标本兼治。患者肝肾不足，或烦劳而怒，阳亢于上，血随气逆，并走于上而发病，肾水不能上济于心，则心中烦热。针对上述病症，本方以三子（蔓荆子、青葙子、茺蔚子）苦、微寒之品，以清泻肝火，平抑肝阳；天麻、刺蒺藜、钩藤平肝息风；生地黄、牡丹皮、山茱萸益肾养阴凉血、滋水涵木；同时予阳明经引经药葛根、白芷等，标本同治。

（十）臂丛神经炎

【病证概述】

臂丛神经炎，也称为原发性臂丛神经病或神经痛性肌萎缩，多见于成年人，一般男性发病多于女性，呈急性或亚急性起病。临床上主要表现为肩胛部和上肢的剧烈疼痛，疼痛常持续数小时至 2 周，而后疼痛逐渐减轻，但肌肉无力进行性加重。数周后遗留有不同程度的肌肉萎缩及感觉障碍。在西医方面，臂丛神经炎目前尚无特异性治疗方法，即使使用大剂量的激素治疗也仅仅是稍缓解疼痛，甚至直接在肩关节腔内注射激素也仍旧不能延缓病情发展。止痛药或麻醉止痛剂在发病早期能够有效地起到止痛作用，但阻止不了病情的进展。同时某些有胃病史或高血压史的患者在服用激素类或镇痛类药物时容易出现胃出血或血压升高等药物不良反应。

经过多年临床经验，顾自悦主任医师应用黄芪桂枝五物汤加减治疗臂丛神经炎取得了较好疗效，患者服药后无何不良反应。

【验案举隅】

验案一

张某，女，47 岁，1997 年 7 月 2 日就诊。自述左侧上肢及颈部疼痛 1 个月余。1 个月前因活动出汗后坐车临窗而受风着凉，自觉左侧上肢及颈部疼痛，经本地医院予肌注维生素 B_1、口服消炎痛等治疗，1 周后症状未见明显减轻，出现胃脘不适、食欲不振等不良反应，即停服消炎痛。刻下：左侧上肢及颈部疼痛，疼痛扩展至左肩后部、臂及手，得热痛稍减，遇寒痛增，左上肢活动受限，舌苔白，脉弦细紧。辨证为气血不足、寒邪阻络，治以益气养血、温经通络为主，拟用黄芪桂枝五物汤加减：

黄芪 30g，桂枝 10g，白芍 10g，生姜 6g，豨莶草 30g，徐长卿 12g，当归 10g，防风 10g，木瓜 10g，鸡血藤 12g，日服 1 剂，连服 7 剂而愈。

验案二

刘某某，男，62 岁，1997 年 9 月 6 日就诊。自述右侧上肢及颈部疼痛 2 周，曾在某医院神经内科确诊为臂丛神经炎，予口服布洛芬、维生素 B₁ 治疗，服药 3 天后出现胃脘痛而停药。此后右上肢及颈部疼痛反复发作伴随胃脘痛。刻下症：右上肢及颈部、肩关节重着酸痛难忍，时有手麻感，胃痛，纳差，舌苔白腻，脉濡。证属寒湿凝滞、血运不畅，治以散寒除湿、益气活血通络为主，予黄芪桂枝五物汤加减：

黄芪 30g，桂枝 10g，白芍 10g，生姜 6g，豨莶草 30g，徐长卿 12g，羌活 10g，生薏苡仁 15g，木瓜 10g，当归 10g。共服用 10 剂，症除而愈。

分析：臂丛神经炎在神经科临床多见，属于中医学"痹症"范畴，与受风寒、受潮或感染、变态反应等因素有关。痹症是由风、寒、湿、热等外邪侵袭人体，痹阻经络，气血运行不畅所致。顾自悦主任医师在临床工作中发现此类痹症的易感人群多为气血亏虚者，他们在感受外邪之后，多有血行不利之疾。因此以黄芪桂枝汤为主方益气养血、通阳行痹。方中黄芪补气生血，益气固表；桂枝辛温解肌，温经通阳活血；当归养血活血；白芍敛营和血；生姜调脾胃和营卫。外邪多由受寒、受潮有关，寒湿之邪外袭，可加防风、羌活祛风除湿，豨莶草、徐长卿、木瓜祛风化湿、行气通络、通利关节；血瘀重者可加鸡血藤活血通络；兼有脾湿内蕴可加生薏苡仁健脾利湿。

（十一）不宁腿综合征

【病证概述】

不宁腿综合征，又称为不安肢综合征，表现为下肢的一种自发的、难以忍受的异常痛苦感觉，小腿深部于休息时出现难以忍受的不适，运动、按摩可暂时缓解的一种综合征。不安腿综合征会因腿部过度活动而造成睡眠及生活障碍，严重影响日常生活和工作。依据典型临床表现可明确诊断。正常情况下，夜间卧床时症状变得强烈并且在半夜后达到高峰，患者被迫踢腿、活动关节或者按摩腿部，往往将其形容为"没有一个舒适的地方可以放好双腿"。

本病属中医学"痹证""腿风""肢体痛麻"等范畴。病因多与气血两虚、气滞血瘀、肝肾亏耗、寒湿阻络有关，基本病机在于正虚邪恋，局部经气不利，肌肉筋脉失养。《素问·痹论》云："风寒湿三气杂至，合而为痹也……痛者，寒气多也，有寒故痛也。其不痛不仁者，病久入深，营卫之行涩，经络时疏，故不痛，皮肤不营，故为不仁。其寒者，阳气少，阴气多，与病相益，故寒也……痹在于骨则重；在于脉则血凝而不流；在于筋则屈伸不利；在于肉则不仁；在于皮则寒。"说明了本病为气血不足，风、寒、湿三邪侵入肌肤，或痛，或麻，或寒。

西医治疗该病多选用多巴胺能药物或多巴受体激动剂、抗癫痫药物、苯二氮䓬类及阿片类药物，但不良反应较多，效果不明显。

顾自悦主任医师认为本病病位在下肢，病性为本虚标实，气血不足为本，外邪侵袭为标，应用自拟益气养血通络汤治疗不宁腿综合征，可获得满意的疗效。

【验案举隅】

张某，男，62 岁。1997 年 6 月 23 日初诊。双下肢麻木酸胀难以忍受 1 年余，黄昏和夜晚症状加重。经服用痛痉宁、西比灵、氯硝安定、可乐定等药月余，症状未见明显减轻。每晚患者自觉大腿深部酸、麻、胀，以致难以入睡，舌苔白稍厚，舌质淡，脉细滑。诊断为痹证，辨证为气血不足、湿邪阻络，治以益气养血、除湿通络，拟用益气养血通络汤：

黄芪 30g，当归 12g，白芍 12g，川芎 10g，党参 15g，白术 10g，茯苓 10g，姜黄 10g，豨莶草 30g，老鹳草 30g，木瓜 20g，牛膝 20g。10 天为 1 个疗程。

患者服前方 1 个疗程后症状明显好转，夜间睡眠佳，唯时有轻度麻木感。前方加减继服 1 个疗程后停药，随访 1 年症状未再复发。

分析：本案患者系由气血不足、血运不畅，又兼湿邪阻络引起，故治以益气养血、除湿通络为主。顾自悦主任医师运用益气养血通络汤治疗不宁腿综合征获得较好疗效，且未产生任何副作用。方中黄芪补气为主，配合当归、白芍益气养血；川芎为血中之气药，活血行气；党参、白术、茯苓健脾益气治其本，配合黄芪增加补气之功；姜黄行气活血、通络止痛；豨莶草祛风湿、通经络；老鹳草以祛风除湿见长，又能行筋活络止痛；木瓜为行筋活络要药，又能除湿通痹；牛膝补肝肾、强筋骨，又能引药下行。诸药相合，共奏益气养血、除湿通络之功，药证相符而获效。

（十二）排尿性晕厥

【病证概述】

晕厥是由多种原因引起的一过性全脑血液低灌注导致的短暂意识丧失，是一种常见的临床症状。特点为发作迅速、一过性、自限性并能够完全恢复。一般分为神经介导反射性晕厥、体位性低血压性晕厥、心源性晕厥三类。

排尿性晕厥是指在排尿过程中突然出现的意识丧失的情况，通常持续30秒到15分钟后可自行清醒。具体原因是患者在站立排尿的过程中由于膀胱突然排空，导致机体的充盈度突然发生改变，外周血管阻力下降，导致出现反射性晕厥，约占晕厥患者的15%。关于排尿性晕厥的发病机制目前尚不明确，可能与植物神经功能、迷走神经张力、胸腔压力、基底动脉供血等因素有关。

现代医学对于本病的诊断并不困难，其治疗以预防发作为主，或补充维生素调整植物神经功能紊乱，但对于反复发作者效果不理想。

中医认为：排尿性晕厥属于"厥证"范畴。《类经·厥逆》曰："厥者，逆也。气逆则乱，故为眩仆脱绝，是名为厥。"其主要病机为气机逆乱，升降失常，阴阳不相顺接，神机失用。排尿性晕厥主要是因元气素虚，或遇悲伤，或遇疲劳过度，加之排尿时阳气损耗，气虚下陷，从而清阳不升，造成突然昏厥。

顾自悦主任医师指出：元气是人体最基本、最重要之气，是人体生命活动的原动力，也是人体的根本之气，故本病治疗时宜补肾益气为主，结合自己多年临证经验，自拟补肾益气汤，疗效显著。具体如下：黄芪30g，白术12g，陈皮10g，仙鹤草30g，升麻6g，熟地黄25g，山药12g，山茱萸12g，川续断20g，杜仲15g，乌药10g，五味子10g。失眠者加首乌藤15g，炒酸枣仁15g；大便溏者加薏苡仁30g，茯苓10g；食积不化所致脘纳呆、腹胀满者加鸡内金10g，焦三仙10g；情志不畅者加香橼10g，佛手10g；多汗者加煅龙骨30g，煅牡蛎30g；心悸不宁者加远志10g，柏子仁10g，酸枣仁10g。水煎或颗粒剂，每日1剂，早晚分服。

顾自悦主任医师认为本病多发于青壮年男性，临床除治疗服药外，还需调畅情志。精神情志活动与人体的生理、病理变化有着密切的关系。若突遇强烈的精神刺激，或持续的、反复的精神刺激，可使人体气机逆乱，气血阴阳失调而发病，而情志波动又能使疾病恶化。若心情舒畅，精神愉悦，则气机顺畅，气血平和，有利于健康恢复。正气存内，邪不可干，这对疾病的预防有着积极的意义。《素问·上古天真论》曰："恬淡虚无，真气从之，精神内守，病安从来。"表明思想上安定清静，不贪欲妄想，可使真气和顺，精神内守，增强正气抗邪能力，防治疾病。生活起居应有规律。又曰："其知道者，法于阴阳，和于术数，饮食有节，起居有常，不妄作劳，故能形与神俱，而尽终其天年，度百岁乃去。"人与自然是一个统一整体，人要适应自然环境的变化，起居有节，勿暴饮暴食，勿食肥甘厚腻，勿食辛辣生冷的食物。

【验案举隅】

张某，男，32岁，工人。患者既往有排尿性晕厥病史已4年余。2016年6月28日早晨起床小便后突然晕厥，家人发现后送医院就诊，予以对症治疗。7月6日、8日早晨小便后各 1 次晕厥，遂来我院就诊。查体：血压 126/80mmHg，神疲乏力，颈软，心率 86 次 / 分，律齐，血常规、心电图、头颅 CT 和尿常规、血糖检查均正常。刻下症见：气短懒言，面色不华，舌淡苔少，脉沉细无力。辨证为脾肾两虚、清阳不升、脑失濡养，治以补益脾肾、升举清阳，拟用补肾益气汤：

黄芪 30g，白术 12g，陈皮 10g，仙鹤草 30g，升麻 6g，熟地黄 25g，山药 12g，山茱萸 12g，川续断 20g，杜仲 15g，乌药 10g，五味子 10g。

上方共服 3 个疗程，每个疗程 3 周。药后患者精神转佳，病症未再发作，后多次随访，至今未见复发。

分析：本例患者患排尿性晕厥四年余，近 2 周内又连续复发，各项检查排除了其他原因致病的可能性，故排尿性晕厥的诊断成立。本症由于排尿时腹腔内压力突然降低，血液大量流入腹、盆腔以及迷走神经兴奋引起反射性血管扩张和血压下降，而血管运动中枢又未能及时起到调节作用，导致一过性脑供血不足而发为晕厥。中医辨证为脾肾两虚、清阳不升、脑失濡养，治以补益脾肾、升举清阳，用补肾益气汤治疗。方中黄芪、白术、陈皮健脾益气；仙鹤草又名"脱力草"，此处不用其收敛止血之功，而是取其补益之功；升麻升举清阳；熟地黄、山药、山茱萸、川续断、杜仲补益肾气；乌药调理膀胱之气；五味子益肾收敛。诸药共用，奏其补益脾肾、升举清阳之功效。

（十三）焦虑症

【病证概述】

焦虑症的基本特征是对诸多事情和活动表现出过度的焦

虑和担心，可伴随有多种躯体症状，亦可与其他慢性疾病共同为病，导致工作、社交等多方面社会功能受损。

焦虑症属中医神志病范畴，是临床常见病和多发病，在临床各科中都占有很高比例，且有进一步增加的趋势。其内容散见于"不寐""烦躁""善恐""惊悸"等病证中。

焦虑情绪是焦虑症的首要表现。在惊恐发作中表现为突如其来的惊恐体验，仿佛窒息将至，疯狂将至。在广泛性焦虑中表现为持续的无明确对象或无固定内容的恐惧，或提心吊胆，或精神紧张。焦虑症在中医情志理论中无专门记载，但有类似的描述。

中医认为，肝藏血，可调节血量，为阴中之少阳，性喜达，主疏泄，关系着全身气机的活动。此外，肝藏魂，而魂与精神情绪的调节有关。如果肝的疏泄失常，则血液得不到正常分配，人体的各脏腑组织器官、筋脉、肌肉就得不到滋养，易疲劳困乏，肌肉紧张；肝郁而化火，甚至风阳上扰则出现易激惹、出汗、头重脚轻、颤抖、头晕、头痛；母病及子，则心神不安，出现坐卧不宁，心动过速；木火刑金或肝气犯肺，则出现呼吸急促或困难，横克脾胃则出现上腹不适、腹痛、腹泻；损肾伤精，则脑髓失养，出现注意力难以集中、精神涣散的情况。现代医学认为，焦虑症患者有焦虑、担心、易怒的人格特点，常常出现易恼火、易激动、易怒和易急躁的情绪，这些表现正是肝郁化火的特点。因此，肝郁化火是焦虑症发作的病机关键。心属火，为阳；肾属水，为阴。在生理状态下，位居于上的心火必须下降，以温养肾水；位居于下的肾水必须上承，以济制心火。故两者关系又称为"心肾相交""水火既济"。

肝郁化火必然会上助心火、下耗肾水，导致心肾不交，故心肾不交是焦虑症的必然病理转归，其中又以肾水亏虚为主。如《素问玄机原病式》云："惊，心卒动而不宁。火主于动，故心火热甚也……所谓恐则喜惊者，恐则伤肾而水衰，心火自甚，故喜惊也。"

焦虑症的形成多有一个较长的病变过程，单一脏器病变为数不多。鉴于上述探讨，本病的病变脏腑主要在心、肝、肾，因此，治疗亦应从此出发，但有主次之分。《景岳全书》说："凡治怔忡、惊恐者，虽有心脾肝肾之分，然阳统乎阴，心本乎肾，所以上不宁者，未有不因乎下，心气虚者，未有不因乎精。"又肝肾有精血相生、同寄相火的关系，故治疗应重视肝肾二脏，以滋肾疏肝清火为基本法则。

顾自悦主任医师根据多年的临床经验，认为肝气郁滞、心肾不交是焦虑症的主要病机，临床中应用柴胡类方剂效果明显，尤以柴胡龙骨牡蛎汤和柴胡桂枝干姜汤实用性最强，

【验案举隅】

验案一

徐某，女，39岁，有多年焦虑病史，曾服用中西药，但未有效控制症状。刻下症见：情绪不佳，不欲言语，心烦失眠，头汗出，胸肋胀闷，小便急，手足不温，口苦口干欲饮水，舌质淡红，苔薄黄，脉沉弦。辨证为少阳郁热、气郁伤阴，治以清少阳郁热、温阳益阴，拟用柴胡桂枝干姜汤合四逆散加减：

柴胡24g，桂枝10g，干姜6g，天花粉12g，黄芩10g，牡蛎20g，白芍12g，枳实10g，炙甘草6g，酸枣仁30g，知母10g，上药7剂，水煎服，每日1剂，每日2次服。

二诊：患者诉心烦失眠稍好转，夜间睡眠 3 小时后醒，以前方加首乌藤 30g，龙齿 30g 继服。

三诊：药后睡眠转佳，口苦减轻，手足稍温，前方加郁金 10g，合欢皮 10g。

四诊：诸症减轻，前方继服 7 剂以巩固疗效。

分析：患者头汗出，口苦，辨为肝胆郁热；情绪不佳，不欲言语，辨为胆气内郁；手足不温，舌质淡红，辨为阳郁；口苦欲饮水，小便急，辨为阴伤。以此辨为少阳郁热，气郁伤阴。故以柴胡桂枝干姜汤清肝胆热，通阳气，兼益阴；以四逆散疏肝理气，调理气机；再加酸枣仁、知母、郁金、夜交藤、合欢皮、龙齿以清热养阴、安心神，方药证相符而获效。

验案二

杨某，女，42 岁，就诊症见：胸胁烦满，胆小易惊，心烦急躁，精神抑郁，肢体困重，头晕头沉，胃脘有堵塞感，口苦，纳差。舌质红，舌苔黄厚腻，脉弦滑。辨证为肝胆气郁、痰热郁结，治以调理肝胆、清热化痰，拟用柴胡加龙骨牡蛎汤合小陷胸汤：

柴胡 24g，龙骨 20g，牡蛎 20g，黄芩 10g，党参 12g，半夏 9g，生姜 9g，大枣 10g，桂枝 9g，茯苓 12g，大黄 6g，全瓜蒌 30g，黄连 9g。上方 7 剂，水煎服，每日 1 剂，每日 2 次。

二诊：患者药后心烦稍好转，守前方加郁金 12g，栀子 10g，枳壳 10g。

三诊：药后胃脘堵塞感减轻，食欲略增，前方减生姜，加胆南星 9g，继服。

四诊：诸症减轻，舌苔微黄，稍腻，前方加厚朴10g，竹茹10g继服。半年后随诊，未再复发，身体健康无恙。

分析：柴胡加龙骨牡蛎汤见于《伤寒论》："伤寒八九日，下之，胸满烦惊，小便不利，谵语，一身尽重，不可转侧者，柴胡加龙骨牡蛎汤主之。"在临床上用于治疗广泛性焦虑、抑郁症、更年期综合征等，也可用于治疗功能性胃肠病。本案患者焦虑伴有胃肠功能紊乱，本方和解少阳，清热镇惊，对于肝失条达、少阳郁热、胆火内炽、上犯清窍所致焦虑、烦躁，以柴胡加龙骨牡蛎汤和解少阳，平息肝胆郁火；桂枝通阳和表；小陷胸汤清热涤痰，宽胸散结。全方共奏和解少阳、清热涤痰、宽胸散结之效。

附：柴胡龙骨牡蛎汤心得

组成用法：柴胡15～20g，人参5～10g，半夏6～12g，黄芩6～12g，生姜5～10g，桂枝5～10g，茯苓5～10g，大黄5～10g，龙骨5～10g，牡蛎5～10g，磁石10g，大枣10g。先煎龙骨、牡蛎、磁石约20分钟，再加余药，大黄后下，分2次温服。

使用经验：本方为顾自悦主任医师治疗各种精神类疾病常用方，主治伤寒往来寒热，胸胁苦满，小便不利，烦躁惊狂不安，时有谵语，身重难以转侧。可用于治疗失眠、梅尼埃病、癫痫、焦虑抑郁等以胸满烦惊为主症的精神类疾病。

1）抑郁症、恐惧症：患者常诉说头晕、乏力、头痛、失眠、周身不适等，但各种检查无明显异常。本方在辨证基础上加减应用，可改善睡眠质量，缓解情绪失常。顾自悦主任医师曾治疗一抑郁症教师患者，刻下目光呆滞，肌肉颤动，走路发僵，自诉呼吸困难，大便秘结，莫名惊恐，夜不能眠。

后用本方，重加厚朴，再加甘草，数剂后症状显著减轻。临床发现许多慢性疾病患者，当伴有焦虑、抑郁等症状时，使用本方亦有疗效。

2）癫痫：清代医家徐灵胎认为此方"能下肝胆之惊痰，以之治癫痫必效"。顾自悦主任医师用本方治疗一青年学生，其癫痫1个月内发数十次。后服用本方2个月，期间一直未发病，后又陆续改用他方，癫痫复发。而后再至我处求诊，以原方加甘草。发作遂止。

3）心脏神经官能症：顾自悦主任医师曾治疗一位39岁的妇女，反复发作性呼吸困难，心中悸动，猝然昏倒，本次外出购物时，于商店内突然出现不适症状。症见呼吸困难，心中悸动，心下有紧迫感，心跳欲止，颜面苍白，表情痛苦，大吵大闹。当时家人将其送至我院就诊。予镇静剂治疗后安静。但此后每日反复多次发作，背肩部疼痛，呼吸困难，头昏眼花，足冷手颤。顾自悦主任医师予以柴胡加龙骨牡蛎汤进行治疗，未再发作。服药3个月，基本痊愈。

4）精神分裂症、夜游症。

5）慢性疲劳综合征：主要是用于神经疲劳为主的患者，临床疗效佳。

6）性功能障碍：多由于精神因素所致，无明显器质性病变者。

顾自悦主任医师还曾应用本方治疗双向情感障碍、感染性腹泻等。疗效俱佳。

（十四）失眠

【病证概述】

失眠指经常不能获得正常睡眠为特征的一种病症，属于中医学"不寐""不得卧""目不瞑"的范畴，其临床表现主要包括入眠困难，或眠而不酣，时寐时醒，醒后不能再入睡，重者整夜不眠。近年来，随着社会发展，竞争不断加剧，人们生存压力不断加大，失眠的发病率呈上升的趋势。根据流行病学调查，我国成年人失眠发生率较高。失眠还会产生一系列的严重后果，包括生活质量下降、增加其他精神和心理疾病的患病率、增加医疗成本等。

诊断要点包括：睡眠障碍，难以入睡，睡眠不深，易醒，易梦，早醒，醒后不易再睡，醒后感到不适，疲乏或白日困倦乏力。上述症状每周发生 3 次以上，并持续 1 个月以上。

失眠的基本病机为阳不入阴，阴阳不通、阴阳不交是失眠症的根本病机。导致阴阳不交的原因大体可分为三类：一为阴液亏虚，机体阴液不足，不能敛阳，导致阳气浮于外，故而失眠；二为阳气过盛，阳气太盛致机体阴液相对不足，阴不制阳，阳气浮越于外而不眠；三为外邪阻碍交通，即机体的湿痰瘀血等病理产物阻碍了"阴阳交通"的道路，阴阳不交则失眠。阴阳学说认为：阴平阳秘，精神乃治；阴阳交泰，起居有常。

失眠主要与心脾失养、肝肾不足、髓海失养等因素有关。心、脾、肝、肾虚损而致阴血不足、髓海失养引起不寐，临床常见于心肾不交、肝阳上亢。心虚则为自汗，怔忡，心悸，不寐，神志抑郁甚或错乱；肾虚则为骨蒸，梦泄，头痛，腰痛，耳鸣，健忘；肝虚则为善怒，易惊，头晕，目眩，胁肋胀痛。心主血，肾藏精，心肾虚则血燥精竭，肾气虚则走于下，心气虚则火炎于上，心肾不交；而肝肾同源，肝阴虚则阴虚生内热，风火内动，水火不交，肝阳上扰而加重虚损。治疗应以健脾益气、宁心安神、补益肝肾、疏肝解郁为法则，以交水火，潜浮阳。水火交，浮阳降，则五脏之阴平矣。在辨证的基础上，合理地选用安神药。如治疗不寐属肝郁脾虚者常用抑木扶土法，常以党参、白术、茯苓、法半夏、柴胡、郁金、合欢皮、酸枣仁等为基础方加味。对肝阳上扰者常用钩藤、龙骨、牡蛎、醋龟甲等平肝潜阳安神；痰热内扰者常用知母、牡丹皮、玄参、黄柏、竹茹等加强清热凉血、涤痰之效；心脾两虚者常重用黄芪补益气血，酸枣仁、合欢皮、制远志等养心安神，党参、白术、法半夏等健脾安神；心肾不交者常用珍珠母、浮小麦等补养心气，用五味子、女贞子、墨旱莲、生地黄等滋肾阴，同时善用夜交藤交通心肾。

　　顾自悦主任医师在治疗失眠过程中，强调肝郁气滞所致的情志抑郁、焦虑也是引起失眠的重要因素，故治疗时常加用柴胡、郁金等疏肝理气解郁之品，使情志畅，气血调。自拟验方如下：柴胡 10g，郁金 10g，当归 15g，白芍 20g，石菖蒲 10g，远志 10g，珍珠母 30g，龙齿 20g，酸枣仁 15g，首乌藤 30g，浮小麦 30g，大枣 10g，炙甘草 10g，夏枯草 10g，黄柏 10g，乌梅 20g。本方在调和脏腑平衡之余，尚顾及体内气血阴阳之平和，不寐症可好转，乃至逐渐治愈。

【验案举隅】

验案一

　　王某，女，49 岁，于 2016 年 4 月 7 日就诊。患者失眠数年，常服艾司唑仑、清脑复神液等药物，近期因工作劳累，失眠加重，心烦不眠，胆怯，心悸，遇事善惊，气短倦怠乏力，每次服用艾司唑仑已达 4 片，仍然入睡困难，且白天头昏、乏力更甚，遂来就诊。刻下症见失眠，心烦心悸，遇事善惊，气短倦怠乏力，纳差，大便溏，小便可，舌淡红，苔薄白，脉弦细，近 1 年月经紊乱，3 个月一行。否认高血压、糖尿病、冠心病及传染病病史，否认外伤手术输血史。中医诊断为不寐，证属心胆气虚、心神失养，西医诊断为失眠、焦虑状态。拟用安神定志丸加减：

党参 20g，茯苓 20g，茯神 20g，石菖蒲 10g，远志 10g，龙齿 30g，枣仁 20g，柏子仁 10g，煅牡蛎 30g。嘱患者忌劳累，调畅情志，清淡饮食。

二诊（2016 年 4 月 14 日）：服药 7 剂后，失眠症状减轻，夜间能睡 4 ~ 5 小时，仍觉心悸、乏力、神疲，舌脉同前。前方加白术 30g，黄芪 20g，当归 10g。

分析：失眠之证，临床可见入睡困难、寐而不酣、时寐时醒、醒后不寐、彻夜不眠等。临床上患者以难入睡为特点多为焦虑症，以早醒为特点多为抑郁症。一般人平均睡眠时间为 8 小时左右，但并非每个人都必须达到这个标准，只要次日精力充沛即为正常。安神定志丸主治惊恐失眠，夜寐不宁，梦中悚惕。方中远志、石菖蒲入心开窍，定惊安神；龙齿重镇安神；人参、茯苓、茯神健脾益气、宁心安神。本方主要适用于治疗心胆气虚所致的心悸、怔忡、失眠、烦躁之证，神志不安之症与心肝关系密切，故用此方以益气镇静、安神定志。

本患者长期失眠，工作劳累后失眠加重，心烦心悸，遇事善惊，气短倦怠乏力，纳差，大便溏，小便可。故辨证为心胆气虚，心神失养，治疗以安神定志之法，疗效较好。二诊发现患者服药后仍有乏力神疲，心悸，气血亏虚，故予当归补血汤加减以益气养血，气血得补，睡眠自安。

验案二

王某，女，45岁，主因失眠1个月就诊。患者与家人生气后出现失眠症状，当时烦躁不安，初始服用安定类药物还可睡3～4小时，后来发作时服药无济于事。近日来彻夜不能眠，精神情绪无常，自觉胸胁胀满，喜太息，身重头晕，情绪低落与易怒烦躁交替出现。舌红，苔薄白，脉弦细。辨为肝郁脾虚、心神失养证，治以疏肝解郁安神，方药以柴胡龙骨牡蛎汤加减：

柴胡12g，龙骨30g，牡蛎30g，大黄6g，桂枝10g，茯神15g，半夏9g，代赭石30g，党参20g，远志10g，生姜6g，大枣10g，胆南星10g，天竺黄10g。

二诊：自觉可睡眠2～3小时，胸胁舒畅，情绪也较前改善，舌脉变化不大。上方加酸枣仁15g，继服7剂。

三诊：精神较前明显好转，已能睡眠5～6小时，情绪稳定，又服7剂，未在复诊。

分析：患者此病，是由于生气发怒之后，肝气怫郁，胆气不宁，肝胆内寄之相火妄升，心神受扰，魂不守舍，神不安宅，失眠由此而生。肝失疏泄，脾失健运，水湿不化，湿邪被郁火煎熬成痰，痰随气升而扰乱心神，故烦躁易怒，胸胁胀满，叹息不断。本方以疏利肝胆为主，健脾养心、镇惊安神为辅。柴胡加龙骨牡蛎汤出自《伤寒论》，方中柴胡、桂枝、黄芩和解内外；龙骨、牡蛎、赭石重镇安神，以治疗烦躁惊狂；半夏、生姜和胃降逆；茯苓安心神，利小便；党参、大枣益气养营，扶正祛邪。诸药共成和解清热、镇惊安神之功。更兼胆南星、天竺黄清热化痰，痰热去则心神安。

验案三

余某，女，48岁，教师，2016年7月初诊，失眠5个月。夜间心烦不易入睡，或入睡后梦多，每夜入睡时间不足3小时，但自觉精力充足，无疲惫感，服安定可入睡，但影响白日工作，服百乐眠胶囊无效。月经已绝半年，时有潮热汗出、耳鸣、心烦易怒等症状，饮食可，大便干，舌红少苔，脉细数，诊断为围绝经期失眠，辨证为肾水不足、心火上炎，治以泻心火、补肾水，拟用黄连阿胶汤治疗：

黄连9g，黄芩6g，白芍9g，阿胶（烊）6g，鸡子黄2枚。7剂内服。

二诊：自诉服第1剂药后，当晚即睡眠改善，服完7剂后，每夜能睡6小时以上，后嘱服六味地黄丸，睡眠一直正常。

分析：睡眠障碍为脑卒中最常见并发症，易加重焦虑、抑郁等精神心理症状，严重影响中风康复进程，使生活质量下降，因此越来越受到临床医师重视。卒中与心、肝、脾、肾各脏均有密切关系。顾自悦主任医师认为：中风后，邪入少阴，致心火亢盛、热扰心神，患者心中烦不得卧，即为阴虚火旺型失眠，治疗当心脑同治。顾自悦主任医师在辨证的基础上常选用黄连阿胶鸡子黄汤治疗，方中黄连、黄芩清心火、除烦热；白芍、阿胶滋肝肾之阴；鸡子黄养血润燥；枣仁养心安神；生龙骨、生牡蛎重镇安神；甘草调和药性。本方阿胶、鸡子黄为血肉有情之品，共泻心火、滋肾水，为交通心肾之剂。诸药同煎，共奏育阴制阳、滋阴降火、养血安神之效。

二、其他疾病

（一）咳嗽

【病证概述】

咳嗽是一种常见的呼吸道症状。由于气管、支气管黏膜或胸膜受到炎症、异物、物理或化学性刺激，先是声门关闭，呼吸肌收缩，肺内压升高，然后声门张开，肺内空气喷射而出，通常伴随咳声。咳嗽具有清除呼吸道异物和分泌物的保护性作用，但如果咳嗽不停，由急性转为慢性，常给患者带来很大的痛苦，还可并发咳痰、胸闷、咽痒、喘气等症状。咳嗽因原发疾病不同，表现亦有差异。

在治疗咳嗽时，首先需要找出病因，在治疗原发病的基础上，选择恰当的止咳祛痰药，注意护理。当呼吸道黏膜受到异物、炎症、分泌物或过敏性因素等刺激时，即反射性地发生咳嗽，有助于排出自外界侵入呼吸道的异物或分泌物，消除呼吸道刺激因子。顽固性咳嗽可以选择中枢镇咳药达到止咳目的，咳痰量多时不能单独使用止咳药，应合用化痰药。

中医学认为：咳嗽是六淫外邪侵袭肺系，或因脏腑功能失调，内伤及肺，肺失宣降，肺气上逆，冲击气道，发出咳声或伴有咳痰为主要表现的一种病症。古人认为：有声无痰为咳，无声有痰为嗽，有声有痰为咳嗽。此病之发生，主要由于肺气不利而上逆所致。肺为华盖，司呼吸开窍于鼻而外合皮毛也，咳嗽的病因不外于外感、内伤所致。

《素问·咳论》指出咳嗽是"皮毛先受邪气"。外感六淫邪气，从口鼻或皮毛而入，使肺气被束，失去肃降功能。《河间六书·咳嗽论》所谓"寒、暑、燥、湿、风、火六气，皆令人咳嗽"即是此意。由于四时生气不同，因而人体所感受的致病外邪亦有区别。风为六淫之首，其他外邪多随风邪侵袭人体，所以外感咳嗽常以风为先导，或挟寒，或挟热，或挟燥，其中尤以风邪挟寒者居多。张景岳曰："六气皆令人咳，风寒为主。"《景岳全书》中第一次将咳嗽分为外感和内伤两大类，阐述了外感咳嗽和内伤咳嗽的病理过程，强调辨证当以阴阳虚实为纲，外感咳嗽治宜辛温发散，内伤咳嗽治宜甘平养阴。赵献可《医贯》对咳嗽的治疗提出"治之之法，不在于肺，而在于脾；不专在脾，而反归重于肾"。王纶《名医杂著·论咳嗽证治》曰："治法须分新久虚实，新病风寒则散之，火热则清之，湿热则泻之；久病便属虚、属郁，气虚补气，血虚补血，兼郁则开郁，滋之、润之、敛之，则治虚治法也。"虞抟《医学正传》："欲治咳嗽者，当以治痰为先。治痰者，当以顺气为主，是以南星、半夏顺其痰，而喘咳自愈；枳壳、橘红利其气，而痰饮自降。"俞昌《医门法律》论述了燥的病机及其伤肺为病而致咳嗽的论治，创立温润、凉润治咳之法。

《素问·咳论》曰："五脏六腑皆令人咳，非独肺也。"这强调了各个脏腑功能失调，病及于肺，皆能致咳。五脏六腑之咳"皆聚于胃，关于肺，咳嗽不止于肺，亦不离乎肺"，基本病机是内外邪气干肺，肺失宣降，肺气上逆。

顾自悦主任医师认为咳嗽治疗原则包括：

1）分清邪正虚实。外感咳嗽当祛邪利肺，内伤咳嗽祛邪扶正，标本兼顾。

2）分清轻重缓急。一般说来，外感咳嗽病位尚浅易治，但若兼夹燥、湿二邪，则较缠绵难愈易演变为内伤，治疗应加强润燥、化湿、祛湿之法。内伤咳嗽宜先祛邪为主，待邪祛后以药丸慢慢调治。

3）病有治上、治中、治下之分。上治肺咳则需温宣、清肃（直接针对咳嗽之主脏施治）；中治脾痰湿偏盛需健脾化痰，脾虚肺弱则补脾养肺；下治肾咳嗽日久、咳而气短则要补肾。

4）注意审证求因。咳嗽是人体正气祛邪外出的一种病理表现，故治疗时不可一味"见咳止咳"，而须审证求因，针对病因病机而治，除以治肺（清肺、宣肺、降肺、温肺、敛肺、补肺、润肺）为主外，应注意调治脾胃、清肝疏肝、补肾纳气等整体疗法的应用。

【验案举隅】

验案一

邹某，女，65 岁，咳嗽、咯白痰 1 周，于 2013 年 11 月 20 日就诊。患者素有哮喘，多年来经常发作。近日不慎受凉，咳嗽不已，且见喘促气急，胸闷，痰多色白，脉细缓，舌质淡红，苔白。证属外邪引动内饮，致肺气不宣之喘咳，治宜宣肺平喘、止咳祛痰，拟用止咳定喘汤加减：

蜜麻黄 6g，苦杏仁 5g，炙甘草 3g，蜜款冬 6g，浙贝母 10g，陈皮 5g，茯苓 10g，清半夏 6g，紫苏子 10g，白芥子 6g，白果 6g。5 剂，水煎服，每日 1 剂。

服 5 剂后，咳嗽明显减轻，仍胸闷，上方加瓜蒌 15g，再进 5 剂后，诸症消除。

分析：定喘汤主要治疗风寒外束，痰热壅肺，咳嗽痰稠，胸闷气喘，或有恶寒发热，舌苔薄黄，脉滑数。用于支气管哮喘、哮喘性支气管炎、急性支气管炎、慢性支气管炎急性发作者。方中麻黄宣肺平喘，白果敛肺定喘，一开一收为君；杏仁、紫苏子、半夏、款冬花降气化痰为臣；陈皮、茯苓、半夏健脾化痰合而用之，共成宣肺止咳、健脾化痰之功。加瓜蒌利气，宽胸，增强化痰止咳功效。

验案二

王某，男，61 岁，因咳嗽、胸闷、气短 1 个月就诊。患者近 1 个月无明显诱因出现咳嗽，伴胸闷、气短、喉中痰鸣，自觉咽部有异物感，咳痰不爽，痰色白，有泡沫，自服阿莫西林等药物无效，故前来就诊。就诊时症见：咳嗽，胸闷，气短，喉中痰鸣，咳白痰有泡沫，无恶寒发热，纳可，寐安，二便可。舌淡，苔白腻，脉弦滑。诊断为咳嗽，辨证为痰湿郁肺，治以宣肺化饮、健脾祛湿、化痰止咳，拟用射干麻黄汤加减：

射干 10g，麻黄 10g，干姜 6g，五味子 12g，半夏 9g，炙甘草 6g，大枣 10g，紫菀 10g，款冬花 10g，炒苦杏仁 10g，炒牛蒡子 10g，茯苓 10g，牡蛎 40g。

分析：脾为肺之母，人体脾气素虚，聚湿成痰，上犯于肺，可致咳嗽。顾自悦主任医师认为：内伤久咳多与脾虚湿盛有关，故临床用药时以宣肺化痰止咳与健脾祛湿同用。射干麻黄汤为表里双解之剂，方中射干、牛蒡子解毒利咽；麻黄宣肺气以利痰化；干姜遵循"病痰饮者，当以温药和之"的原则；五味子酸温，为敛肺止咳降气之要药；细辛、干姜、五味子为治寒饮咳喘之要药；半夏降逆，可燥湿化痰；紫菀、款冬花、杏仁、茯苓、生牡蛎健脾止咳化痰，共奏宣肺化饮、健脾祛痰止咳之功。

（二）汗证

【病证概述】

汗证是以汗液外泄失常为主症的一类病证，是临床上的常见病、多发病，可有自汗、盗汗、战汗、黄汗、但头汗出、半身汗出等不同情况，临床比较常见的是自汗和盗汗。对于自汗、盗汗的命名，宋代陈无择在《三因极·病证方论》中认为："无问昏醒，浸浸自出者，名曰自汗；或睡着汗出，即名盗汗，或云寝汗。"即无论白天或睡梦中，凡汗出者，皆可称自汗；而睡着汗出，称为盗汗。而《景岳全书·杂证谟·汗证》称："汗出一证，有自汗者，有盗汗者。自汗者，然无时，而动作则益甚；盗汗者，寐中通身汗出，觉来渐收。"指出醒时汗出为自汗，寐中汗出为盗汗。关于自汗、盗汗的病因病机，现代多认为气虚自汗，阴虚盗汗。若追溯至《黄帝内经》，则自汗和盗汗的病机均为阴阳失调。《素问·阴阳应象大论》曰："阴在内，阳之守也；阳在外，阴之使也。"指出营阴要有卫阳的固守，阳气需赖阴精以滋养。《丹溪心法·自汗》云："自汗属气虚、血虚、湿、阳虚、痰。"《丹溪心法·盗汗》云："盗汗属血虚、阴虚，小儿不须治。忌用生姜。"《景岳全书·汗证》云："自汗盗汗亦各有阴阳之证，不得谓自汗必属阳虚，盗汗必属阴虚也。"其他如湿热熏蒸、血瘀令人自汗盗汗的观点，更进一步充实了汗证辨证论治的内容。顾自悦主任医师在治疗汗证时注重查找病因，根据患者四诊，进行辨证施治。

【验案举隅】

验案一

王某某，男，50 岁，2012 年 11 月来诊。患者多年来盗汗不止，面赤，口干舌燥，自云棉被潮湿欲滴，被里由白变黄，每日晾晒仍难解潮气。舌红少苔，脉沉细数。诊断为盗汗，辨证为阴虚火旺，拟用当归六黄汤加减：

当归 10g，熟地黄 12g，生地黄 12g，黄芩 10g，黄柏10g，黄连 6g，黄芪 30g，浮小麦 30g，糯稻根 20g。7 剂，水煎服，每日 1 剂，分 2 次温服。

1 周后盗汗明显减少，再进 7 剂而盗汗止。患者又要求巩固治疗 1 周，半年后随访，未再复发。

分析：当归六黄汤是金元四大家之一的李东垣创制的一首名方，载于《兰室秘藏》。有人称之为"治盗汗之圣药"，是治疗阴虚火旺盗汗的常用方。因为肾阴亏虚不能上济心火，则心火独亢，至虚火伏藏于阴分，寐则卫气行阴，阴火盛而争于阴，故阴液失守外走而汗出。方中当归养血增液，血充则阴火可制，生地黄、熟地黄入肝肾而滋肾阴，三药合用，使阴血充则水能制火，其为君药；盗汗因水不济火，火热熏蒸，用黄芩泄上焦火，黄连泄中焦火，黄柏泄下焦火，清热以坚阴。君臣相合，热清则火不内扰，阴坚则汗不外泄。汗出过多，导致卫虚不固，故倍用黄芪为佐，一以益气实卫以固表，二以固未定之阴，且可合当归、熟地黄益气养血，诸药合用，共奏滋阴泻火、固表止汗之效。

验案二

李某，男性，54 岁，2012 年 10 月来诊。患者自诉 1 个月前患脑梗死住院治疗，出院后遗留有左半身汗出，右半身无汗，夜间严重，常浸湿衣被，苦恼不已，舌淡红苔薄白，脉沉细无力。诊断为半身汗出，辨证为营卫不和，予桂枝汤加减：

桂枝 10g，白芍 10g，大枣 10g，生姜 6g，炙甘草 6g，浮小麦 30g。

连服 14 剂，自觉右半身略有汗出，又进服 14 剂，云右半身汗出如常。

分析：人身体中左为阳，右为阴，而半身汗出是阴阳失调、营卫不和所致，阳强则不能固护，阴弱则不能内守，卫外不固而津液外泄，故半身汗出。而桂枝汤出自《伤寒论》一书，具有解肌发表、调和营卫的功效，方中桂枝辛温，温经通阳；芍药酸苦微寒，敛阴合营，一辛一酸，一开一合，调和营卫；生姜辛散，助桂枝以调卫；大枣味甘，助芍药以合营；炙甘草补中气调和诸药。诸药合用外可调和阴阳，内能调和脾胃，滋阴和阳，使阴平阳秘，营卫调和而汗止。

验案三

赵某，女，42 岁。患者主诉近半年汗出很多，晨起尤甚，全身大汗淋漓，失眠。半年来曾先后在多家中医医院就诊，坚持服用中药。有按营卫不和论治投以玉屏风散、桂枝汤，有按心血不足论治投以归脾汤、甘麦大枣汤，有按阴虚火旺论治投以当归六黄汤，有按肝经湿热论治投以清热除湿者并加入五味子、麻黄根、煅龙骨、煅牡蛎、糯稻根、乌梅、银柴胡等中药，但仍显效甚微。就诊后观其面色不华，身重困乏无力，苔白，脉象稍缓。诊断为汗证，辨证为湿气乘脾，治以温阳化气、利水渗湿，拟用五苓散：

泽泻 30g，茯苓 30g，猪苓 15g，白术 30g，桂枝 12g。

二诊：患者服药 7 剂后，汗出已基本消失，又继服 7 剂，观察半年未再复发。

分析：张景岳在论述汗证时亦谈及湿汗之证："湿汗证见汗出，身重困倦，脉缓大，声音如从瓮中出者。"汗乃气分之水，有赖脾阳的运化转输，才能布散到周身。现水气困遏脾阳失于约束，导致浮于体外，故自汗不止。本案汗出就是因湿邪内困而汗出，《黄帝内经》云："天寒衣薄则为溺与气，天热衣厚则为汗。"汗与小便同源，彼多此少，故用五苓散温阳利水、气化膀胱使汗液从便而出。五苓散重用泽泻，直达肾与膀胱，利水渗湿，给邪以出路；茯苓、猪苓淡渗利水，以增强泽泻利水渗湿之功；白术健脾燥湿，促进运化；桂枝温通阳气，内助膀胱气化。五药合用，共奏化气、行水之功。本方兼用通利膀胱与健脾助运之法，既能通利小便，又能促进气化，湿邪得祛，则汗自止。

（三）心悸

【病证概述】

心悸多由心律失常引起。心律失常是心内科最常见的疾病之一，主要以心跳不规律为其主症。现代医学论述心律失常的常见病证可见期前收缩、室上性心动过速、室性心动过速、心房颤动和心房扑动、心室颤动和心室扑动、预激综合征并发的快速心律失常、窦性心动过速、窦性缓慢性心律失常、房室传导阻滞、束支和分支传导阻滞。其中部分症状较轻者无临床不适表现，而有心悸等不适症状的患者往往需要服用西药治疗。但长期服用抗心律失常的药物均有不同程度的副作用，严重的可引起室性心律失常或房室传导阻滞而有生命危险。因此在多年的临床工作中，顾自悦主任医师运用中医特有的辨证论治思想，避免了西药的副作用，使用中药在治疗心律失常方面颇有心得。

【验案举隅】

验案一

刘某，女，28岁，因交男友后与其父母意见不统一而心情不悦，出现心悸烦躁不宁，头痛失眠，心烦易怒，口苦耳鸣，舌尖痛，便秘，舌质红，苔薄黄，脉弦。诊断为心悸，辨证为肝郁化火、上扰心神，治以疏肝泻火，镇心定悸。处方：

柴胡10g，郁金10g，当归10g，白芍12g，牡丹皮10g，栀子10g，玫瑰花10g，薄荷10g，枳壳10g，麦冬12g，龙齿30g，生地黄20g，莲子心12g，熟大黄10g。水煎服，每日1剂，早晚各1次，忌食辛辣之品。

二诊：药后心悸减轻，睡眠转佳，偶有口干之感。前方加竹叶10g，生石膏20g，玄参15g，继服7剂。

三诊：自述服药后诸症缓解，嘱其继服百乐眠2周。

分析：本病案属中医"心悸"范畴，心悸病名首见于张仲景的《金匮要略》和《伤寒论》，称之为"心动悸""心下悸""心中悸""惊悸"等。心悸多由气血阴阳亏虚，或痰饮瘀血阻滞，导致心失所养，心脉不畅，引起心脏急剧跳动，惊惶不安，不能自主为主要表现的一种病证，心悸发作长伴有气短、胸闷，甚至眩晕、喘促、晕厥，脉象或数或迟，或节律不规律。心悸常因惊恐、劳累而发，时作时止，不发时如常人。本案虽以心悸、不宁为主诉，但根据其病史和刻下症分析，乃是情志所伤，肝郁气滞，心情不悦，导滞肝郁化火，继而出现心悸、寐差等症。虽然临床上心悸病证虚多实少，但治病一定要找到病因，辨证施治，药证相符，方能获效，故治疗用逍遥散加减治疗。方中柴胡、郁金、玫瑰花疏肝理气解郁；当归、白芍养血和血；牡丹皮、栀子清热祛火；枳壳、薄荷疏肝理气、解郁散热；生地黄、麦冬、龙齿养阴镇惊安神；熟大黄、莲子心清热泻火安神。诸药合用，共奏疏肝解郁、镇心定悸之功效。

验案二

患者，女，60 岁，自诉近 3 年来经常出现心慌不宁，曾服用参松养心胶囊、复方丹参滴丸，治疗后症状稍减轻，但仍反复发作。近 2 天因操持家务较累出现心慌不宁、惕惕不安，伴头晕乏力，汗出，时有胸闷气短，舌淡，苔少，脉细弱，数而促，心室率 102 次 / 分。心电图述 ST 段下移。诊断为怔忡，辨证为气阴两虚、心神失养，治以益气养阴、安神定悸，拟用归脾汤加味：

黄芪 25g，党参 20g，白术 15g，炙甘草 12g，当归 12g，熟地黄 15g，远志 10g，茯神 20g，酸枣仁 12g，木香 6g，龙眼肉 15g，五味子 9g。

二诊：前方服用 2 周，诸症俱减轻，心室率 90 次 / 分。拟前方加入煅牡蛎 30g，麦冬 15g，莲子心 10g，丹参 30g，继续口服 3 周。

上方加减共服用 5 周后诸症除。

分析：患者持续心慌不宁，惕惕不安，属于中医"怔忡"范畴。怔忡属于心悸的一种特殊类型，病名首见于宋代《济生方·惊悸怔忡健忘门》。心悸重者，如终日悸动、稍劳尤甚、全身情况差为怔忡。本病患者久病体虚，脾虚则生化之源不足，日久则导致气血阴阳俱虚，心失所养，故发怔忡。方中党参、白术、茯神、炙甘草系四君子汤，加黄芪以增强健脾补气之功，以助资生气血化生之源；当归、熟地黄、龙眼肉补养心血；远志、酸枣仁宁心安神；木香理气健脾；丹参活血化瘀而通心脉；麦冬、五味子、莲子心养心阴而定悸。全方共奏益气养阴、安神定悸之功效。

（四）白崩

【病证概述】

白崩是妇科的常见病，因其主要表现为带下如米泔样黏液，其量较白较多，状如崩冲，故称"白崩"。《诸病源候论》曰："白崩者，是劳伤胞络，而气极所为……而为白崩也。"因劳伤脾肾，使元气虚极而致。《妇科玉尺》云："白崩多因思虑过度所致也。"因过于思虑，伤及脾土，脾伤则湿气不能透化而形成白崩。

顾自悦主任医师自拟补中益气汤，治疗白崩取得较好疗效。补中益气汤来源于李东垣《脾胃论》，方药组成为：

黄芪五分，白术三分，陈皮三分，升麻三分，人参三分，炙甘草五分，当归三分，柴胡二分。

本方功能补中益气、升阳举陷，为治疗气虚发热及脾虚气陷之代表方剂，临床以中气虚弱、清阳下陷为主证，或以慢性发热、少气乏力、面色㿠白、舌淡、脉虚软无力为辨证要点。若兼有胃气失和、痞闷不舒则酌加白豆蔻、砂仁、鸡内金；大便溏泻加山药、茯苓、薏苡仁；腹胀加枳壳、木香。本方多用于治疗慢性肠胃失和、消化性溃疡、肠炎、胃炎、疲劳综合征、反复呼吸道感染、过敏性皮炎、低血压眩晕、后循环缺血、心律失常、多脏器下垂和妇科部分疾患等。

【验案举隅】

刘某，女，35岁，教师。患者近半年来自觉腰膝酸软无力，且白带清稀量多，其下如注，体质日渐衰疲，伴有头目眩晕，心悸气短，惊惕不宁，喜暖恶寒，四肢不温，大便不调，小便次频，舌淡，苔白，脉沉迟。诊断为白崩，辨证为脾胃阳虚、湿邪下注，治以补益脾胃、升阳除湿。拟用补中益气汤加味：

黄芪30g，炒白术20g，陈皮12g，升麻6g，柴胡6g，人参9g，炙甘草10g，当归12g，菟丝子15g，砂仁10g，巴戟天10g，五味子10g。上方每剂加水300ml煎服，早晚各1剂，忌寒凉之品。

二诊：服药2周，诸症减轻，白带量明显减少，腰酸痛亦减轻，拟前方加入盐杜仲20g，续断20g，山药20g，补骨脂12g。继服1周。

三诊：服药4周，现时有少量白带，余诸症俱减。故前方加入茯苓、莲子肉继服2周，以增强健脾之功，巩固疗效。

分析：方中重用黄芪，因其性味甘温，入脾、肺经，既可补中益气、健脾和胃，又能益气固表、充实腠理；配以人参、白术、炙甘草甘温补中，则益气健脾之功更著；气虚日久，化源乏力，则营血亦虚，更以当归养血和血，配伍陈皮理气健脾，既能助气机之升降，又可使诸药补而不滞；又加柴胡、升麻二药轻清升散，协助益气之品升提下陷之气，正如李东垣所云："胃中清气在下，必加升麻、柴胡以引之，引黄芪、人参、甘草甘温之气味上升……二味苦平，味之薄者，阴中之阳，引清气上升也。"五味子、砂仁健脾化湿，又能止

112

带；菟丝子、巴戟天以温肾助阳。全方共奏补益脾肾、升清除湿止带之功，药证相符而获效。

（五）痤疮

【病证概述】

痤疮为发生于青年面、胸、背部的毛囊、皮质腺的慢性炎症，常伴皮脂溢出，中医学称之为"肺风粉刺"。《医宗金鉴·外科心法》记载："此证由肺经血热而成，每发于面鼻，起碎疙瘩，形如黍，气赤肿满，破出白粉汁。"此证多发于面部、胸部、背部，为毛囊皮脂腺的慢性类证。本证多因饮食不节，或进食肥甘厚味、辛辣之品，脾胃湿热，湿毒蕴结，或复感风邪而发病。多发于面部、前胸、后背，包括粉刺、丘疹、脓疮、囊肿结节等。常伴有潮红、瘙痒、食多、口臭、喜冷饮、大便干燥，舌苔白或腻，脉弦滑。本病辨证多为脾胃湿热蕴结，外感风毒，治以清肺胃湿热，佐以解毒为法。自拟三花祛湿解毒汤加减治疗：

生槐花 15g，野菊花 15g，凌霄花 15g，枇杷叶 15g，黄芩 10g，桑白皮 15g，薏苡仁 20g，赤芍 15g，栀子 12g，蒲公英 20g，夏枯草 20g，防风 10g。水煎 250ml，早晚各 1 剂，忌食辛辣之品。

本方：生槐花清大肠热；野菊花清热宣肺和胃；凌霄花性寒，泄热凉血，祛风止痒；枇杷叶、桑白皮、黄芩、栀子清热宣肺和胃；赤芍、蒲公英、夏枯草凉血解毒；薏苡仁清热祛湿；防风祛风止痒。

临证加减：

1）鼻周旁多发：多为肺经蕴热所致，可酌加玄参、金银花、板蓝根、熟大黄。

2）口周旁多发：多为脾胃蕴热所致，可酌加黄连、升麻、牡丹皮、石膏。

3）前额两眉间多发：多为肝郁蕴热所致，可酌加柴胡、龙胆草、川楝子、牡丹皮。

4）囊肿较多，皮肤出油：多为湿毒较重，可酌加土茯苓、萆薢、车前子、泽泻、滑石等。

5）脓疱较重：多为毒热蕴结所致，可酌加紫花地丁、天葵子等。

【验案举隅】

刘某，女性，25 岁。2016 年 3 月 11 日就诊。自述面部起丘疹、小脓疱已半年，曾在综合医院皮肤科就诊，口服加外用药症状稍减轻，但停药后即复发。刻下症见：面部多处小脓疱，且以前额两眉间多发，伴口苦、心烦、纳差、舌红、舌苔薄黄、脉弦滑。诊断为痤疮，辨证为肝经失调、湿毒内蕴，治以疏肝理气、除湿解毒，拟用三花祛湿解毒汤加减：

生槐花 15g，野菊花 15g，凌霄花 15g，枇杷叶 15g，黄芩 10g，桑白皮 15g，薏苡仁 20g，赤芍 12g，炒栀子 10g，蒲公英 20g，夏枯草 20g，防风 10g，柴胡 12g，川楝子 12g，龙胆草 9g，牡丹皮 10g。

二诊：上方服用 7 剂后，小脓疱减轻，舌质红，脉弦滑。前方加入鸡冠花 10g，天葵子 10g。

服用 6 周之后，面部皮肤恢复正常。

（六）支气管哮喘

【病证概述】

支气管哮喘是呼吸科的常见病、多发病。临床表现主要是反复发作喘息、呼气性呼吸困难、胸闷或咳嗽。西医治疗主要以糖皮质激素为主，但不良反应较多，而且仅仅是控制或缓解症状，无法根治。支气管哮喘病属中医学哮病和喘证范畴，发病多与肺、脾、肾有关。朱丹溪在《丹溪心法》首次提出"哮喘"病名。顾自悦主任医师在多年的临床工作中，对治疗支气管哮喘颇有心得。

【验案举隅】

验案一

杨某，女，72岁，西医曾诊断为支气管哮喘已5年余，每年均发作3～4次，春季和冬季时发作加重，经常服用氨茶碱、甘草片等药物。刻下症见：咳喘气逆、呻吟不已，咯痰不爽，胸闷不舒。脉细弱而虚，两尺更甚，舌苔微白而腻。诊断为哮病，辨证为肺肾两虚、痰饮内停，拟用金水六君煎加减：

熟地黄20g，当归15g，陈皮15g，半夏9g，茯苓30g，炙甘草10g，远志10g，杏仁10g，五味子9g，白芥子6g，沉香5g，补骨脂12g。7剂，水煎服，每日2次温服。

二诊：服药7剂后，自诉咳喘明显减轻，痰白而稀，活动后仍觉喘息。前方加党参20g，白术20g，胡桃肉20g。依上方加减服药，4周后咳喘症状明显改善。

分析：金水六君煎出自《景岳全书》，方药组成为熟地黄20g，当归10g，陈皮12g，半夏9g，茯苓10g，炙甘草6g。

主治肺肾虚寒，水泛为痰；或年迈体弱，气血不足，外感风寒，咳嗽呕恶，喘逆多痰，痰带咸味；或自觉口咸，舌质淡，苔白滑或微腻。本方是金水六君煎加补肾纳气之药组成，是依肺肾双调、祛痰培本之法组成，故药证相符而奏效。《王旭高医案·痰喘》曰："哮喘，在上治肺胃，在下治脾肾。发时治上，平时治下。"《景岳全书·喘促》曰："实喘者有邪，邪气实也；虚喘着无邪，元气虚也。"《临证指南医案·喘》曰："在肺为实，在肾为虚。"《类证治裁·喘证》曰："喘有外感者治肺，由内伤者治肾。"以上观点强调了哮喘与肺肾的关系，这些观点对治疗哮喘有指导意义。本方临床多用于老年性喘息性支气管炎、肺气肿、肺源性心脏病、心源性哮喘等疾病，属于肺肾亏虚兼有痰饮者效果明显。综观全方，诸药合参，肺得清宁，肾能蛰藏，痰消气除而哮喘得平。本方治疗老年虚性哮喘，有补肾、补肺、健脾、养心、利尿等不同治法，但以补肾纳气归元为根本，金水同调，药与证合，故获效快。

验案二

董某某，男，67 岁，患咳喘已 10 余年，每逢春冬季节咳喘较重。今年 11 月立冬后自觉咳喘加重，身冷喜暖。后背发凉，稀痰壅盛，夜间不得平卧，舌苔白，脉弦紧。辨证为风寒外束、痰饮内停，治以温肺化饮、解表通阳，拟用小青龙汤加减：

炙麻黄 9g，桂枝 9g，细辛 3g，半夏 9g，五味子 6g，干姜 6g，炙甘草 9g，白芍 9g，白芷 6g。

二诊：服此方 7 剂，咳喘已明显减轻，痰量减少。唯感气短，活动后加重，前方加党参 20g，炒白术 20g，茯苓 20g，远志 10g。

三诊：服药后诸症减轻，已能平卧休息，前方加淫羊藿9g，砂仁9g。3周后复诊，临床愈，无明显不适，嘱其继服2周，巩固疗效。

分析：小青龙汤出自张仲景的《伤寒论》，全方由八味药组成：麻黄三两，芍药三两，桂枝三两，细辛三两，干姜三两，炙甘草三两，五味子半升，半夏半升。上八味，以水一斗，先煮麻黄，减二升，去上沫，纳诸药，煮取三升，去渣，温服一升，服后以口中微干为度。《伤寒论》云："伤寒表不解，心下有水气，干呕，发热而咳，或渴，或利，或噎，或小便不利，少腹满，或喘者，小青龙汤主之。"又云："伤寒心下有水气，咳而微喘，发热不渴，服汤已渴者，此寒去欲解也。小青龙汤主之。"《金匮要略》云："病痰饮者，当以温药和之。"

综上所述，小青龙汤乃是《伤寒论》中主治外感风寒、内停水饮的著名方剂，临床应用须抓住表里同病之特点。一方面，风寒束于肌表，卫气被遏，不得"温分肉，肥腠理，司开合"，故见恶寒发热、头身疼痛等症状；另一方面，平素水饮内停之人，一旦感受外邪，引动内寒，水邪上犯于肺，肺宣降失常，则见胸满咳喘，痰涎清稀，甚则不得卧。若水邪犯胃则见胃气上逆，可见干呕或呕吐；水邪走于脏腑，可见下利，腹泻；水邪上凌于心，则见心悸；水邪阻于膀胱，致膀胱气化失司则见小便不利；水邪外溢肌肤，则见身体疼重，头面、四肢水肿。由此可见，水邪内停的症状表现非常复杂，而本方是以解表散寒、温肺化饮两个角度而立法。方中麻黄、桂枝为主，发汗解表散寒，宣泄卫气之邪，温通经脉之滞，发汗力强；干姜、细辛用以温肺化饮；半夏增强化痰饮之功，白芍、五味子益阴生津以防燥药太过；炙甘草益气和中。全方共奏解表散寒、温肺化饮之功。

本方临床适用病症：

1）以痰涎清稀为特征的咳喘，如急性支气管炎、慢性支气管炎、支气管哮喘、慢性阻塞性肺疾病等。

2）以鼻涕、眼泪清稀量多为表现的疾病，如花粉症、过敏性鼻炎、病毒性结膜炎、泪囊炎等。

3）以浮肿和局部水肿为表现的疾病，如特发性水肿、声带水肿、中耳炎、急性肺水肿等。

此外，外感初起常见喷嚏、鼻塞、清水样鼻涕等症状，类似于现代医学所指上呼吸道卡他性炎，包括普通感冒、流感、百日咳、急性支气管炎、肺炎等。在病变阶段属于中医寒饮期者皆可选用本方加减治疗。

此案咳嗽已10余年，皆因外感寒邪、内有水邪犯肺而发，故选用小青龙汤散寒饮已治其标，加党参、白术、茯苓、淫羊藿、砂仁以健脾益肾，标本同治，药证相符而获效。

（七）老年性尿频

【病证概述】

尿频、尿急、夜尿多常见于老年人。尿频原因较多，常见于精神因素、病后体虚、感染等。男性常见于慢性前列腺炎。现代医学认为：老年性尿频、尿急、夜尿多是一种临床症状，应积极诊断原发病。导致老年性尿频、尿急、夜尿多的原因有生理性和病理性之分，因饮水过多、精神紧张或气候改变所致的尿频属生理性，因泌尿生殖系统病变或其他原因导致的尿频属病理性。而老年人，特别是患有高血压、糖尿病的患者，由于肾小动脉硬化，肾脏浓缩功能减退，最易出现夜尿频的症状。其他如慢性前列腺炎、膀胱炎、电解质紊乱、结石、肿瘤等，也可导致尿频。尿频所伴有的症状常能提示疾病种类。如尿频伴有尿急、尿痛、尿量减少，常见于肾盂肾炎、膀胱炎、前列腺炎等；尿频伴尿流异常（如变细、交叉、间断、延迟不能排出、尿后淋沥），常见于前列腺肥大、前列腺癌、尿道狭窄、结石、憩室、尿道口异常等；老年人尿频、尿失禁，多由膀胱神经调节失常所致。

中医学认为：人过五八，肾气渐衰，肾和膀胱气化失司，治疗应扶助元阳、温肾化气。《素问·灵兰秘典论》云："肾者，作强之官，伎巧出焉……膀胱者，州都之官，津液藏焉，气化则能出矣。"《素问·逆调论》云："肾者水脏，主津液。"肾中精气的蒸腾气化，调节津液的代谢，尤其是尿液的生成和排泄。若肾的气化正常，开阖有度，排泄就正常。开阖紊乱，就会引起水液代谢障碍，可出现尿频。《金匮要略·消渴小便不利淋病脉证并治》："男子消渴，小便反多，以饮一斗，小便一斗，肾气丸主之。"说明治疗尿频当以补肾为主要治则。《景岳全书·三消干渴》云："凡治消之法，最当先辨虚实……无论上、中、下三消，宜急治肾，必使肾气渐充，精气渐复，则病自愈。"又曰："三消证……多从火治，是固然矣，然以余论治之，则三焦之火多有病本于肾，而无不由乎命门。"这些论述指出肾主水，与膀胱相表里，司二便，膀胱的贮尿和排尿功能都赖于肾的气化，肾的气化温煦功能失常，则二便失司。《素问·灵兰秘典论》云："膀胱者，州都之官，津液藏焉，气化则能出矣。"排尿有赖于膀胱气化功能，肾阳是膀胱气化的原动力，故在治疗上当以补肾温阳为法。《景岳全书》云："阳不化气，则水精不布，水不得火，则有降无升，所以直入膀胱，而饮一溲二，以致泉源不滋，天壤枯涸者，是皆真阳不足，火亏于下之消症也。"因此在治疗上多温阳补肾之法。《素问·上古天真论》云："五八，肾气衰，发堕齿槁。"老年人肾和膀胱气化失司，治疗上亦当扶助元阳、温肾化气。《杂病源流犀烛·膀胱病源流》云："膀胱，本州都之官，藏津液。州都者，下邑也。远与京师，且津液必气化而后能出……水液自小肠泌，则汁渗入膀胱之中，胞气化之而为尿，以泄出也。"渗入膀胱的水液，经肾气与膀胱之气的激发和固摄作用调节排泄。肾气不能温煦膀胱，则尿色清，夜尿频。老年性尿频、尿急、夜尿多非感染所致，而是由于脾肾不足，膀胱气化功能失常，导致水液失制。后世医家认为：肾主水，肾虚则蒸腾无力，气不化水，水津不化，下注膀胱。肾与膀胱相表里，肾虚则膀胱气化不利，开阖失司，则表现为多尿甚或尿失禁。脾主运化水湿，故治疗基本原则是益肾补脾，增加膀胱气化功能。

顾自悦主任医师认为：控制尿排出的功能在于肾气，老年人随着年龄的增长，肾气渐衰，控制尿排泄的功能也逐渐减弱，轻则尿频，重则尿失禁。此外，肾气还有赖于脾气的供养、肺气的提携、肝气的调控，故治疗上应以培补肾气为主，兼顾脾、肺、肝。

【验案举隅】

验案一

张某，男，72岁。2014年底因左侧肢体活动不利在区医院住院治疗，半月后出院在家调养。3周后出现小便频数，夜尿6~7次，色清，有时失禁自遗，并伴有四肢畏冷，腰疼腿软，舌苔白，脉沉细。辨证为脾肾两虚，治以补益脾肾、温阳固涩止遗，拟用固脬丸加减：

桑螵蛸15g，菟丝子15g，黑附子15g，小茴香10g，覆盆子15g，煅牡蛎30g，益智仁30g，山药30g，熟地黄20g，巴戟天6g。7剂，水煎服，每日2次温服。

二诊：进药7剂，四肢冷痛减轻，夜尿3～4次。拟上法加入五味子10g，乌药10g。嘱其继服2周，尿基本恢复正常。

分析：固脬丸来源于《全生指迷方》，其方药组成为：小茴香10g，桑螵蛸15g，菟丝子20g，食盐1.5g，附子10g。主治脾肾两虚、膀胱失约，功能补益脾肾、温阳固涩，桑螵蛸、菟丝子益肾助阳，固涩止遗，补肾助阳；附子、小茴香固气涩尿、温补肾阳。本方加味（煅牡蛎、覆盆子）可治疗老年性尿频。

验案二

李某，女，80岁，尿频尿急1年余。患者因右侧肢体活动不利及言语不利，以脑梗死在我院脑病科治疗。患者反复尿频尿急，无尿痛，夜间症状明显，小便清长，影响睡眠，无口干口渴，纳可，大便偏干，数日一行。舌暗淡，苔微腻，脉滑，尺较沉。诊断为淋证，辨证为肾阳不足、水湿内停，治以温阳益肾、利尿通淋，拟用济生肾气丸加减：

熟地黄25g，山药12g，山茱萸12g，牡丹皮10g，茯苓20g，泽泻9g，肉桂6g，附子6g，牛膝20g，车前子6g，黄柏10g，砂仁10g，萆薢12g，小蓟10g，菟丝子20g，桑螵蛸15g。7剂，水煎服，每日2次，早晚温服。

服药后夜尿频急减轻，拟上方继服2周。

分析：方中熟地黄滋补肾阴，少加肉桂、附子助命门之火以温阳化气，乃阴中求阳之意；山茱萸、山药补肝益脾，化生精血；牛膝滋阴益肾，泽泻、茯苓利水渗湿，并可防熟地黄之滋腻，牡丹皮清肝泄热，车前子清热利湿，四药补中寓泻；黄柏、菟丝子补肾泄热，萆薢、小蓟渗湿利尿，砂仁理气和胃，防熟地黄滋腻，桑螵蛸固精缩尿，补肾助阳。诸药合用，共奏温阳益肾、利尿通淋之功。

（八）胃炎

【病证概述】

消化系统疾病在内科疾病中占有比例较大，各型胃炎、消化道溃疡等疾病均较常见，其中尤以浅表性胃炎最为多见。胃炎是各种原因引起的胃黏膜炎症，为最常见的消化系统疾病之一。按临床发病的缓急不同，一般可分为急性胃炎和慢性胃炎两大类型；按病因不同可分为幽门螺杆菌相关性胃炎、应激性胃炎、自身免疫性胃炎等。不同病因引起的胃炎病理改变亦不同，通常包括3个过程，即上皮损伤、黏膜炎症反应和上皮再生。急性胃炎根据其病理改变又可分为单纯性、糜烂出血性、腐蚀性、化脓性胃炎等，慢性胃炎根据其病理改变可分为非萎缩性、萎缩性和特殊类型胃炎三大类。各型胃炎的诊断和鉴别诊断主要依靠胃镜检查。

胃炎患者多有胀满、疼痛、吞酸、食少、纳呆、大便溏或排便不爽等，属"胃脘痛""痞满"等范畴。《金匮要略》曰："五脏病各有所得者愈，五脏病各有所恶，各随其不喜者为病。"脾为阴湿之土，喜燥恶湿；胃为阳燥之土，喜湿恶燥。治疗脾胃病应"顺脾土之所喜，投其所好"。

顾自悦主任医师依从古训，结合多年临床经验，认为脾胃病虽病机多样，但脾病多虚、多寒，胃病多实、多热。脾虚胃热，虚实夹杂，寒热错杂，久病则气滞血瘀，虚在脾，实在胃。遵从"顺脾土之所喜，投其所好"的古训，应用百合乌药汤合平胃散加减治疗，兼顾脾虚湿重，胃热夹湿，气滞血瘀。在组方遣药配伍中体现凉与温的侧重，注意升降，润而不滞，辛而不燥，结合经验应用萆薢，给邪以出路，从小便去之。代表方剂为百合乌药汤加平胃散加减，临床应用中多有疗效。

【验案举隅】

某男，45岁，业务员。胃脘胀痛3个月余。平素饮酒较多，近日自觉上腹胀满疼痛加重，严重时不思饮食。刻诊：呃逆，口苦，自觉口中异味，大便次数多，黏腻不爽。舌淡暗胖大，齿痕较重，苔白厚腻，脉滑数。胃镜检查示浅表性胃炎，幽门螺杆菌感染阳性。诊断为胃脘痛，辨证为脾虚胃热、寒热错杂，治以健脾和胃利湿，处方：

百合10g，乌药10g，苍术15g，陈皮10g，厚朴10g，半夏10g，茯苓20g，生地榆15g，黄芩10g，萆薢10g。水煎200ml，早晚温服，共14剂。忌酒及生冷、辛辣之物。

二诊：胀满好转，口苦减轻，大便较前成形，但仍有疼痛，反酸。舌暗淡胖大，腻苔明显减轻。考虑病程较久，有瘀滞之象，加泽兰10g，丹参20g，活血化瘀；乌贼骨20g，抑酸止痛。14剂。

三诊：诸症俱除，复查幽门螺杆菌阴性，平胃散颗粒继服，巩固疗效。

分析：百合乌药汤出自陈修园《时方歌括》："百合合众瓣

而成，有百脉一宗之象，其色白而入肺，肺主气，肺气得将，诸气得调。"乌药可温经止痛。平胃散出自《太平惠民和剂局方》，具有燥湿运脾的功效。该患者脾虚胃热的症状典型，顾自悦主任医师使用百合乌药汤合平胃散加减治疗，两方组合执简驭繁，疗效显著。首先注重运脾，因脾胃以通为用，以运为用，因此慢性胃病者临床多有湿困现象，故可选用有运脾之功的苍术、白术，同时选用半夏、茯苓健脾化湿和中，厚朴、陈皮理气和胃。其次选用黄芩、黄连、生地榆清热解毒，清利中焦湿热；百合甘润微寒，清热透邪；乌药辛温，行气止痛。百合、乌药一凉一温，一升一降，润而不滞，辛而不燥，疗效良好。甘草、姜、枣调和脾胃。久病夹瘀用泽兰、丹参；反酸重加乌贼骨、瓦楞子；疼痛明显加延胡索；呃逆重加旋覆花、代赭石。若患者湿邪较重，顾自悦主任医师结合经验加用萆薢。萆薢性平，味苦，入肝、胃、膀胱经。《本草纲目》曰："萆薢，足阳明、厥阴经药也。"给邪以出路，从小便去之。

（九）溃疡性结肠炎

【病证概述】

溃疡性结肠炎是一种多病因引起的、异常免疫介导的肠道慢性复发性炎症，且有终生复发倾向。本病病变主要累及肠黏膜及黏膜下层，多位于乙状结肠和直肠，也可延伸至升结肠、全结肠和回肠末端。临床主要症状为血性黏液便、腹痛、泄泻。本病见于任何年龄，但临床以 20～30 岁最多见。其病程大于 20 年的患者发生结肠癌风险较正常人增高 10～15 倍。

溃疡性结肠炎属于中医学"痢疾""肠澼""久泻""腹痛"的范畴，且中医对本病的治疗历史悠久，运用地榆秦连汤清热祛湿、运脾止泻确有较好的疗效。

汤药组成：

生地榆 30g，秦皮 15g，黄连 9g，白头翁 15g，薏苡仁 30g，滑石 12g，苍术 12g，当归 10g，白芍 12g，石榴皮 10g，炙甘草 10g，木香 10g。

功效：清热祛湿，调理气血，运脾止泻。

主治：溃疡性结肠炎症见腹痛、泄泻、大便稀溏、口苦、尿黄、舌红、苔黄腻、脉滑数。

方解：方中生地榆味苦、酸、涩，性微寒，入肝、大肠经，因其苦寒，兼酸涩，功能清热解毒、凉血涩肠止泻，本方中首选生地榆，因其专走大肠，其清热解毒、收敛攻瘀之力颇佳，且清降不虑其过泄，收涩亦不虑其咸涩，用于脓血之泄泻收敛最捷，用量掌握在 20～30g 之间。秦皮性味苦、涩、寒，入肝、胆、大肠经，清热燥湿，收涩止泻，用量掌握在 6～12g 之间。黄连性味苦、寒，入心、肝、胆、脾、胃、大肠经，清热燥湿止泻。以上三味药均能入大肠经，药物直达病灶。白头翁既有清热解毒之功，又有凉血止痢之效；滑石利水渗湿而止泻；当归养血和血，祛瘀而不伤阴；白芍养血且能缓中止痛；木香能理气止痛；苍术、薏苡仁运脾祛湿止泻；石榴皮味酸、涩，性温，入大肠经，其功效能涩肠止泻；炙甘草健脾祛湿和中，调和诸药，且与白芍配伍以缓中止痛。全方共奏清热祛湿、调理气血、运脾止泻之功效。

临床加减应用：

脾虚夹湿者：一般见于泄泻日久、脾虚较重者，症见腹痛绵绵，畏寒肢冷，倦怠乏力，舌苔白，舌质淡，脉沉细。减上方清热解毒祛湿之品用量，加党参、白术、茯苓、山药、砂仁、干姜等。

脾肾阳虚夹湿者：兼见腹痛肠鸣，或五更泄泻，腰膝酸软，畏寒肢冷，舌淡苔白，脉沉无力。减上方清热解毒之品用量，加入附子、干姜、补骨脂、肉豆蔻等。

【验案举隅】

杨某，男，26岁。患者诉腹痛、腹泻、便血，日行3～4次已半年余。刻下症见腹痛腹泻，口苦纳差，口中异味，苔黄白腻，脉滑略数。患者曾在综合医院做结肠镜检查，结果示乙状结肠及降结肠黏膜水肿充血，多处小溃疡。便常规黏液阳性，红细胞阳性，白细胞阳性。曾服西药治疗，症状未见明显减轻。诊断为痢疾，辨证为湿热蕴结、气机失调，治以清热利湿、调理气机，处方：

生地榆30g，秦皮15g，黄连9g，白头翁15g，薏苡仁30g，滑石12g，苍术12g，当归10g，白芍12g，石榴皮10g，炙甘草10g，木香10g。

二诊：服上方7剂，腹痛腹泻减轻。效不更法，前方加入砂仁10g，茯苓20g，继服2周。

三诊：药后腹痛腹泻明显减轻，现大便日行1～2次，全效。

（十）复发性口腔溃疡

【病证概述】

复发性口腔溃疡是口腔黏膜病中最常见的一种疾病，是一种以周期性反复发作、自限性、孤立单发或多发溃疡性为特点的口腔黏膜局限性溃疡损伤。可发生在口腔黏膜的任何部位，好发于口腔黏膜的非角化黏膜处，齿龈、硬腭少见。表现为单个或者多个大小不等的圆形或椭圆形溃疡，表面覆盖灰白或黄色假膜，边界清楚，周围黏膜红而微肿，局部灼痛，流口水，常伴口臭、口干、尿黄、大便干结等症状。其中女性略多于男性，年龄不限，一年四季均可发病。复发性口腔溃疡一般分为轻型、重型、疱疹样三型，其中以轻型居多，约占80%，多发在唇内侧、舌尖、舌腹、颊、软腭等非角化黏膜。

复发性口腔溃疡的具体病因不清，目前大多认为与心理、社会因素、遗传因素、感染因素、营养缺乏、超氧化歧化物下降和微循环障碍有关。此外还有消化系统因素，如长期消化不良、腹泻、便秘、胃溃疡等。也可能与内分泌系统有关，如月经期前后、怀孕后等。个别也会因在日常生活中偶有不慎咬破黏膜所致。

中医将复发性口腔溃疡归于"口疮"范畴，认为发病多因脾气凝滞，风热上浮；或心脾积热，熏蒸于上；或劳役过度，虚火上炎；或上焦实热，中焦虚寒，下焦阴火，各经传变所致。现代医学由于对复发性口腔溃疡病因未完全明确，故治疗药物虽多，但局部治疗和全身治疗的效果均不理想，尤其是在制止复发方面更为困难。中医治疗复发性口腔溃疡方法众多，从中医辨证的角度出发，有以益气养阴为主，有以滋阴清热为主，也有以壮水滋阴、引火归元为主。

复发性口腔溃疡病程较长，部分医家于初期多以清热、泻火、解毒治之。殊不知，凡口疮初起，不可盲目使用凉药外敷，恐寒凝不散，内溃奔走，久而难愈。应当先用辛轻升散之品，使郁火外达，再视其所因而治之。更有中气不足，脾胃虚衰，不能敛纳下焦，阴火被逼上炎，以致虚阳口疮。凡此种种，必有气阴不足，虚火上炎，口疮日久复发，如再妄投寒凉，更伤气阴。

临床上顾自悦主任医师应用滋阴清热法治疗复发性口腔溃疡，取得较好疗效。

【验案举隅】

秦某，女，50岁，口腔溃疡反复发作2年，加重1周。患者自述2年前吃麻辣烫后出现口腔溃疡，之后经常发作。西医诊断为口腔溃疡，服用抗生素、维生素等治疗，疗效不佳。因饮食疼痛，苦恼异常，故来诊治。初诊症见：口腔两侧颊黏膜及舌尖出现数个小溃疡，溃处灼痛，口干，喝水多，纳少，疲乏，夜寐可，大便干，小便黄，舌尖红，苔薄黄，脉滑数。中医诊断为口疮，辨证为脾胃火炽、气津两伤，治宜清热泻火、益气生津，处方：

防风10g、白术10g、车前子10g、龙胆草10g、玄参10g、太子参15g、北沙参10g、三七3g、生石膏30g、绞股蓝30g、何首乌20g、生地黄20g、肉苁蓉10g、黄芪10g、麦冬10g、甘草6g、淡竹叶10g、知母10g、黄芩10g、牡丹皮10g、苦参10g。7剂，水煎，每日1剂，分早晚温服。

二诊，患者述口腔溃疡半个月未发，便秘，胸闷。原方去知母、车前子，加枳实、厚朴各12g，火麻仁10g。服用7剂。

三诊，溃疡未发，继服7剂而愈。

分析：复发性口腔溃疡虽属多发病、常见病，一旦发作，疼痛难食，病程较长。如应用寒凉之药过多，久则伤及气阴，日久难复，故以益气养阴、清热解毒之法治之多有疗效，治愈率高。

（十一）眼睑痉挛

【病证概述】

眼睑痉挛是一种原因不明的、不自主的面神经支配区肌肉痉挛和抽搐。其临床表现可见一侧眼睑跳动，逐渐由上向下可扩展至半侧面肌，此种痉挛不能自控，每因情绪紧张、过度疲劳或光照诱发或加重，休息、放松或卧位时减轻。目前该病发病机制尚未明确，治疗上则多通过口服抗痉挛药物卡马西平、苯妥英钠等治疗本病，这些药物药效难以持久，而且有较大不良反应，故临床疗效并不理想。手术疗法则因其技术要求较高、风险较大，又涉及开颅而使患者难以接受。现代治疗多采用 A 型肉毒杆菌毒素注射治疗，但需多次注射，且费用较高，有可能出现干眼症、角膜暴露、溢泪等不良反应，患者可能不易接受。

本病属中医"胞轮振跳""眼睑瞤动""小动风""筋惕肉瞤"等范畴，与用眼过度、情志不遂、久劳久病等有关，涉及肝、脾二脏。中医将眼睑归属于脾经的范畴，称眼睑为眼胞。脾主肌肉，眼睛周围的肌肉及上下眼睑均属于脾，生活或工作中用眼过度、思虑郁结、久病等因素，耗伤气血，损伤心脾，致心脾两虚，气血不足以濡养眼部筋脉而发病。故中医在治疗上多采用健脾疏肝、息风通络之品，或针刺、耳穴压丸法等。《审视瑶函》提及眼睑的不自主跳动乃气分之病，乃肝血亏虚，责之于肝脾，脾胃为后天之本，气血生化之源，脾能生血，肝主藏血，肝脾两虚则虚风内动或肝脾不调则发为本病。

顾自悦主任医师治病善从肝、脾、肾论治，眼肌痉挛多由外感风寒邪气、痹阻筋脉而致筋脉挛急，或年老体弱、肝脾气血亏虚、血虚生风、筋脉失养所致，故在治疗上可健脾疏肝、养血息风。对年老病久者，则注意滋补肝肾，能起到显著疗效。

【验案举隅】

张某，男性，65岁。左侧眼睑跳动2年。近2年出现左侧眼睑跳动，每天除睡眠以外，少有间歇，睡眠不佳或情志不舒则症状可加重，曾先后去多家综合医院就诊，诊断为面肌痉挛，曾应用药物、针灸、局部封闭等各种治法而效果不显。已有高血压病史10余年。刻下症见左侧眼睑跳动，口苦口干，易怒，舌质红，少苔，脉弦。辨证为肝肾阴虚、风阳上扰，治以滋补肝肾、平肝息风，拟方育阴息风汤加味：

熟地黄15g，山茱萸15g，当归20g，白芍30g，石斛20g，黄精20g，牛膝30g，龟板12g，生龙骨30g，生牡蛎30，天麻15g，钩藤30g，全蝎6g，蜈蚣3条，白附子6g，地龙6g。水煎200ml，早晚分服。

上药服用2个月，患者症状明显好转。

分析：患者老年男性，病程较长，与休息不好或情志不畅有关，又见口干口苦、易怒等症，故属于肝阴不足、肝阳上亢。患者老年久病，肝肾不足，故采用自拟育阴息风汤加味，以熟地黄、山茱萸、当归、白芍、黄精、龟板等滋补肝肾，养血滋阴；生龙牡重镇安神；天麻、钩藤平肝潜阳，清热息风；全蝎、蜈蚣、白附子、地龙息风通络，共奏滋补肝肾、育阴息风止痉之功。既往文献多应用针灸、耳穴压丸等外治法治疗眼睑肌肉痉挛，顾自悦主任医师遵从辨证论治原则，治病求本，根据患者自身情况用药，疗效极佳。

（十二）肾病综合征

【病证概述】

肾病综合征常见的症状为"三高一低"，即大量蛋白尿、高脂血症、严重水肿和低蛋白血症。水肿是肾病综合征的主要临床表现之一，病机与肺、脾、肾三脏有关，同时三焦对水液代谢的功能亦十分重要。本病基本病机是虚实夹杂，但以肾虚为本。肾为先天阴阳之本，肾精化气，肾阴、肾阳能促进、协调五脏六腑之阴阳。肾的气化作用正常，肾之阴阳平衡，输于肾或膀胱的水液才能够完成升清降浊等功能。顾自悦主任医师在临床上尤其注重肾阳的作用，同时兼顾心、肺、脾等脏腑的功能。常用药物为续断、狗脊、枸杞子、女贞子、墨旱莲、酒萸肉、淫羊藿、车前子、茯苓、泽泻、山药、牛膝等，诸药合用，共奏补脾益肾、活血祛瘀、利水消肿之效。

【验案举隅】

马某，男，35岁。患者近1年出现双下肢浮肿，小便泡沫，在外院就诊，查尿常规示尿蛋白（+++），诊断为肾病综合征。曾予醋酸泼尼松60mg qd口服治疗3个月，复查尿蛋白（+），遵医嘱逐渐减量至20mg qd时，患者再次出现浮肿，大量泡沫尿，复查尿常规示尿蛋白（+++）。患者拒绝用免疫抑制剂治疗，遂求治于中医。查体见患者面部及双下肢水肿，面色㿠白，乏力疲倦，气短喘憋，活动后加重，脘腹胀满，纳差，泡沫尿，大便不成形，舌质淡胖，舌苔白腻，脉沉细涩。

血生化示 TP 32g/L，ALB 15g/L。尿常规示蛋白质（+++），24小时尿蛋白定量 6g。西医诊断为肾病综合征，中医诊断为水肿，辨证为脾虚湿聚，治以活血利水、健脾化湿、补气固精，拟方五苓散和水陆二仙丹加减：

炒白术 10g，泽泻 10g，茯苓 20g，猪苓 20g，桂枝 10g，金樱子 18g，党参 10g，炒薏苡仁 20g，芡实 15g，怀牛膝 10g，益母草 30g，山药 10g，炙甘草 6g。水煎服，每日 1 剂，早晚温服。避免劳累，避免情绪激动，避免肥甘厚味。

二诊：1 个月后，患者水肿、乏力减轻，咽痛，仍有腹部胀满，小便频，小便次数较多，舌质淡，舌苔白腻，脉细弱。尿常规示蛋白质（+++）。继予前方，加桔梗 10g，黄芪 20g，连翘 20g，10 剂。

三诊：无咽痛，浮肿明显好转，倦怠乏力，舌质淡，舌苔薄白，有齿痕，脉细弱。尿常规示蛋白质（+++），24h 尿蛋白定量 3.30g，血生化示 ALB 27g/L。改以健脾益肾、固精益气之法治疗，拟用东垣补中益气汤加减：

黄芪 20g，党参 10g，升麻 10g，炒白术 10g，当归 10g，柴胡 10g，陈皮 10g，山药 15g，陈皮 10g，金樱子 15g，薏苡仁 20g，芡实 15g，菟丝子 20g，牛膝 15g，丹参 20g，炙甘草 6g。水煎 300ml，每日 2 次分服，每日 1 剂。

四诊：上方继服 3 周，浮肿已除，乏力已除，复查尿蛋白（++），24 小时尿蛋白定量 1.9g，ALB 30g/L。效不更方，继续服用 3 个月，随访半年无复发。

分析：方中用五苓散健脾化湿利水，用水陆二仙丹益气固精，"瘀血不去，肾气难复，蛋白难消"，故加用益母草活血利水，达到血行则水行，气血调和，经脉畅达，驱邪外出。二诊时患者病情好转，但活动后仍有脘腹坠胀感，说明气虚不摄，故加黄芪健脾益气、利水消肿。时有咽痛，故加桔梗解毒利咽、开宣肺气，连翘清热解毒、散结消肿，且清热不伤阴。三诊时患者水湿之邪减轻，以脾肾两虚为主，故采用补中益气汤加味治疗，此方不仅疗效显著，且寓意深刻。临床上祛风药物治疗蛋白尿有效，但风药需要与补益脾胃的药物合用方能取效，因调理脾胃时除健脾外，一是升清阳，二是降浊阴。"脾宜升则健，胃宜降则和"。益脾胃升清降浊为本方之特点，可以增进纳食，利于消化，吸收精微，从而达到减少蛋白质之流失，提高蛋白质在胃肠道之吸收，有利于巩固疗效用于善后。方中党参、黄芪、甘草宜胃气，陈皮平胃气，白术健脾燥湿；风药柴胡、升麻升举清阳之气，且风药能胜湿；当归活血补血，配黄芪可增强肝脏合成白蛋白的功能。

（十三）甲状腺功能减退症

【病证概述】

甲状腺功能减退症为临床常见内分泌疾病之一，可引起多系统的病理生理变化。甲状腺功能减退对肾功能的主要改变是肾血流动力学改变、肾小管功能障碍以及骨代谢障碍等。从一方面来讲，甲状腺疾病中 FT_4（血清游离甲状腺素）的变化可引起血流动力学改变、机体水电解质紊乱，进而影响正常的肾功能；从另一方面讲，自身免疫系统异常也可引起某些甲状腺疾病，两者相互影响，可引起肾脏疾病的发生。甲状腺激素是决定肾小球滤率（GFR）的主要因素之一，而 FT_3

（血清游离三碘甲状腺原氨酸）是甲状腺激素在细胞发挥生理作用的活化形式，也是影响肾功能的主要甲状腺激素，相关性肾损害表现为 TSH（促甲状腺激素）首先升高，然后依次是 FT$_4$、TT$_4$（血清总甲状腺素）、FT$_3$、TT$_3$（血清总三碘甲状腺原氨酸）的降低，可见两者有不同的变化顺序和特征。上述论述可以看出，甲状腺功能低下或称甲状腺功能减退可影响肾功能，发生黏液性水肿，甚至心包积液和心功能减退。老年患者可致心、肾功能受损害。

中医文献中并无甲状腺功能减退症的病名，临床参照症状表现归入"瘿病""虚劳""水肿""劳瘿"等范畴。中医学认为，甲状腺功能减退症多因先天不足，后天失养，以致脾肾阳虚；或因手术、药物损伤，机体阳气受损，导致脾气阳虚而发病。脾为后天之本，脾气不足，五脏之精气失去充养。其主要病机是肾阳亏虚，脏腑功能衰弱。现代医家多认为导致本病发生的病机主要是阳气亏虚，尤以脾肾阳虚为主，病位在脾肾，涉及肝、心，病理因素为气结、食滞、水停、痰阻、血瘀，进而导致阴阳两虚、虚实夹杂、精气俱损等，治以温肾助阳、健脾益气、活血祛瘀、化痰利水。也有学者提出肝郁是本病发生的重要病机，情绪是导致本病发生的重要因素，疏肝健脾是治本之法。本症中医临床可属虚劳、水肿等范畴，辨证多属阳虚致病，其本在肾，与心、脾、肾阳气虚衰密不可分，多数采取温补脾肾、温阳益气，日久兼以活血通络之法进行治疗。

顾自悦主任通过四诊合参，将本病多辨为脾肾阳虚，日久兼以痰瘀阻络，故多予右归丸温补脾肾为基础方加减治之，每每奏效。

【验案举隅】

郭某，女，50岁，2012年2月来诊。患者近半年来出现口唇，右手麻木，怕冷，曾于其他医院诊断为亚急性甲状腺炎、桥本甲状腺炎。患者不愿服用西药，欲寻求中医治疗，故来诊。当时症见：口唇麻木，右手麻木，怕冷，得衣被畏寒缓解，舌淡胖，苔薄白，脉沉细。诊断为麻木，辨证为脾肾阳虚，治以健脾温肾，拟用右归丸加减进行治疗。

服药约4个月，甲状腺功能恢复正常，畏寒症状缓解，麻木感基本已除，改为口服右归胶囊巩固疗效。随访半年，病情平稳，甲状腺功能正常。

体会：右归丸出自《景岳全书》："治元阳不足，或先天禀衰，或劳伤过度，以致命门火衰，不能生土，而为脾胃虚寒，饮食少进，或呕恶膨胀，或反胃噎膈，或怯寒畏冷，或脐腹多痛，或大便不实，泻痢频作，或小水自遗，虚淋寒疝，或寒在下焦而水邪浮肿。总之，真阳不足者，必神疲气怯，或心跳不宁，或四体不收，或眼见邪祟，或阳衰无子等证，俱速宜益火之源，以培右肾之元阳，而神气自强矣，此方主之。"

（十四）银屑病

【病证概述】

银屑病是临床上的常见病、多发病，在皮肤科为难治性疾病之一。中医学属"蛇虱""白疕"的范畴。该病以皮肤红斑丘疹上覆有银白色的鳞屑为主要临床表现，为一种慢性、复发性、炎症性、难治性皮肤疾病。《外科大成》中有记载："白疕，肤如疹疥，色白而痒，搔起白屑，俗称蛇虱。"此病发病率高，而且病程长，极易复发，不仅对患者的身体健康造成损害，同时对患者的心理健康和日常生活均有很大影响。现代医学对本病尚无根治方法，主要采用免疫抑制剂、维A酸或者生物制剂等药物治疗，但不良反应较大，且易复发。顾自悦主任医师从事临床工作数十年，对中医中药治疗此病颇有经验。

该病的特点是夏季自行减轻，冬季易复发加重。临床表现是皮肤出现红斑、脱屑、干燥，多数伴随瘙痒，且该病病情极为顽固。

顾自悦主任医师认为：银屑病的病因为风、燥、瘀、热，病位为肺、肝、肾，久病入血分。该类患者平素多有阴虚燥热，重感风热而触发。

治疗方法包括：

（1）内治法

1）卫表燥热证：以疏风清热、养阴润燥为主。

2）肝郁化火证：以疏肝解郁、泻火解毒为法，可予丹栀逍遥散加减治疗。

3）血热证：以凉血清热消斑为法，可予消斑汤加减。

4）血燥证：以清热养血润燥为法。

5）湿热证：以清利湿热为法，可予龙胆泻肝汤加减。

顾自悦主任医师认为，各个证型之间可互相兼夹，临床上当仔细辨别，临证变通。

（2）外治法（刺络拔罐法）

穴位：阿是穴。

操作：将穴位消毒，用皮肤针由内向外、由轻至重叩刺，出血后将火罐扣在该处，留罐5～15分钟。每周2～3次，7次为1个疗程。

刺络拔罐法是一种刺激性非常强的中医经络治疗方法，它的功效有以下几方面：

第一，解表，通利关节。刺络拔罐这种强刺激操作，对于外感风寒、风热引起的关节疼痛甚至发烧、头晕、四肢疼痛等等，都可以起到系统的治疗作用。

第二，调节脏腑。通过拔罐的方式，加强对神经的刺激，有利于疏通经络，使脏腑达到平衡状态。对于急性的疾病和长期反复发作的慢性疾病，都有一定的调养作用。

第三，活血化瘀。通过刺络拔罐的方式，可以排出一部分瘀血，对于人体气滞血瘀，还有各种原因引起的瘀血阻滞，都可以通过刺络拔罐进行治疗。

第四，增强人体的免疫力。刺络拔罐可以使人体新陈代谢增快，提高机体的抗病能力。

【验案举隅】

李某，女，40岁，因"四肢皮肤脱屑、红斑、瘙痒、双侧肘关节疼痛半年"就诊。查体见心、肺、腹部阴性，皮肤可见红斑，有白色脱屑，伴瘙痒，双侧肘关节轻度疼痛，舌质红，舌苔黄，脉数。曾涂激素类药物无效，喜肥甘厚味。西医诊断为银屑病，中医诊断为白疕，辨证为血热证，拟用犀角地黄汤：

水牛角30g，生地黄10g，赤芍10g，牡丹皮10g，莪术 10g，地骨皮 10g，炒僵蚕 10g，炒刺蒺藜 10g，土茯苓 30g，当归 10g，乌梅 30g，炙甘草 6g。每日 1 剂，水煎分服，14 剂。

二诊：皮肤脱屑较前减少，关节仍疼痛，舌质红，舌苔薄黄，脉弦。上方加煅牡蛎 30g，生牡蛎 30g。14 剂。

三诊：皮肤脱屑、瘙痒，关节疼痛已除。舌质红、舌苔白，脉沉。前方去水牛角、牡丹皮，加红花 10g，14 剂。随访半年，未再复发。

分析：本病是由于禀赋不耐，内有血虚燥热，外受风邪，皮肤失去气血滋润，其中血热、血燥、血瘀为常见的内在发病基础。血热的形成有多种因素，可因七情内伤，气机壅滞，郁而化火，以致心火亢盛，热伏营血；或饮食失节，过食腥荤动风的食物，以致脾胃失和，气机不畅，郁久化热。外因方面主要是由于外受风邪或夹杂燥热之邪客于皮肤，内外合邪而发病。热壅血络则发红斑，风热燥盛肌肤失养则皮肤发疹，搔之屑起，色白而痒。若风邪燥热之邪久羁，阴血内耗，夺津灼液，则血枯燥而难荣于外。根据其病理特点，本病可分为血热和血燥两种类型，此二型互为因果、相互关联。

顾自悦主任医师认为此患者为血热所致，采用犀角地黄汤加减治疗。方中水牛角凉血清心解热毒；生地黄凉血滋阴生津，助水牛角清热凉血止血，且能复已失之阴血；赤芍、牡丹皮清热凉血、活血散瘀，可收化斑之功。该方凉血与活血散瘀并用，使热清血宁而无耗血动血之虑，凉血止血又无冰伏留瘀之弊，以达到清热凉血之效。因血热为本病的根本病机，是其发病和复发的基础。在血热因素的基础上，外感之邪、情志内伤、饮食不节等诸多因素激发下导致血热蕴积于肌肤而发病。太阴气分邪热波及营分而发于血络而成疹，邪生于气分，正如陆子贤《六因条辨》中记载："斑为阳明热毒，疹为太阴风热。"叶天士有云："在卫汗之可也，到气才可清气，入营犹可透热转气，入血就恐耗血动血，直须凉血散血。"

第二部分

药物经验

一、解表退热——麻黄、葛根、柴胡

麻黄、葛根、柴胡均为临床治疗中常用的解表退热药，针对不同病机，调整气机，调理阴阳，起到火郁发之的作用。三药因其归经不同，其临床应用又各有所异，或用于发汗，或用于通利，或用于解肌发表，针对不同病机，调整气机，调理阴阳，从而热退。

1. 药物来源

麻黄来源于麻黄科植物草麻黄、木贼麻黄及中麻黄的干燥草质茎；葛根来源于豆科植物野葛及甘葛藤的干燥根；柴胡来源于伞形科植物柴胡、狭叶柴胡的干燥根。

2. 药性功效

麻黄主入太阳经，发散之力较强，性温通，功效为发汗解表、宣肺平喘、利水消肿；葛根主入阳明经，功效为解肌退热、透疹、生津止渴、升阳止泻，解表发汗的作用不如麻黄强烈，但善于通利经络；柴胡主入少阳经，能散半表半里之邪，其性通行，功效为疏散退热、疏肝解郁、升举阳气。

3. 主治应用

麻黄常用于风寒表实证。症见恶寒发热，头痛身痛，邪蕴于肺，肺气不宣，咳嗽气喘，风水水肿，小便不利，风湿痹痛，肌肤不仁及风疹瘙痒、阴疽痰核。

葛根常用于表证发热。症见项背强痛，麻疹不透，热病口渴，阴虚消渴，脾虚泄泻，热泻热痢。

柴胡主治肝郁气滞证。症见胸肋胀痛，脱肛，子宫脱垂，月经不调。

4. 现代研究

麻黄的主要有效成分为麻黄碱、伪麻黄碱和挥发油等。具有解热发汗、平喘镇咳、正性肌力、抗炎、抗过敏、抗病毒、利尿及中枢兴奋作用，可以应用于多种病症，如感冒、咳喘、急性肾炎、黄疸、痹症、遗尿等。此外，麻黄对于一些皮肤科、妇科以及男科疾病有特殊功效。

葛根主要含碳水化合物、植物蛋白、多种维生素和矿物质，此外还含有黄酮类物质、葛根素、葛根素–7–木糖苷、葛根醇、葛根藤及异黄酮苷等，具有改善肝功能、促进肝细胞再生、抗动脉粥样硬化、抗病毒、抗炎、降血糖等作用，用于治疗脂肪肝、颈椎病、冠心病、动脉粥样硬化、高脂血症、脑血管病、痴呆、感冒、糖尿病等病症。

柴胡主要含 α–菠菜甾醇、春福寿草醇及柴胡皂苷，另含挥发油等。具有镇静、安定、镇痛、解热、镇咳等广泛的中枢抑制作用，用于治疗感冒、肺炎、结核、抑郁症、痴呆、肝功能损伤、肿瘤，心血管疾病等。

5. 应用经验

麻黄配附子：共奏助阳散寒、发汗解表之功，治疗素体阳虚复感风寒，症见恶寒、无汗、脉沉。

麻黄配干姜：治疗风寒外闭、寒饮蕴肺，症见咳嗽、气喘、胸闷、痰多清稀。

麻黄配葛根：治疗风寒外袭、邪郁肌表、经输不利所致之表实证，兼有项背强痛。

葛根配柴胡、石膏：有解肌清热之功，治疗外感风寒、邪郁化热之发热重、恶寒轻、头痛鼻干等症。

葛根配黄连、黄芩：功能清热解表、燥湿止泻，治疗湿热泻痢。

葛根配麻黄、桂枝：功能散寒解表、缓急止痛，治疗风寒表证而见恶寒无汗、项背强痛者。

葛根配人参、茯苓：有益气健脾止泻之功，治疗脾虚泄泻。

葛根配天花粉：有清热、生津、止渴之功，治疗热病口渴、消渴等。

柴胡配黄芩：一散一清，和解少阳而退热。用于治疗少阳病寒热往来、胸胁苦满、口苦，也可治疗肝郁化火所致口苦、咽干、目眩、胸胁胀痛。

柴胡配白芍：疏肝与柔肝并用，理气与和血并行，有疏肝理气、和血止痛之功。常用于治疗肝气郁结、气血不和所致的胸胁脘腹疼痛、月经不调。

柴胡配枳壳：升降同用，能和肝脾、理气机，使气机升降有序。常用于治疗肝脾不和、气机不利所致的胸胁脘腹满闷胀痛、食欲不振、大便不调等。

柴胡配桂枝：解表退热功效增强，凡外感发热、邪气在表者，皆可配用，也可用治肝胃不和所致的胸胁、脘腹胀满疼痛及大便不畅、食少恶心呕吐等。

柴胡配细辛：辛散疏通，轻浮上达，共奏疏肝活血、祛风止痛之功，常用于治疗气血不和、风邪上扰所致的头痛。

二、清热养阴生津——石膏、知母、生地黄

1. 药物来源

知母为百合科植物知母的根茎；石膏为硫酸盐类矿物硬石膏族石膏，主含含水硫酸钙；生地黄为玄参科植物地黄的块根。

2. 药性功效

石膏味苦，性大寒，归肺、胃经，清气分之热，走而不守，重在清解，具有清热泻火、除烦止渴的功效；知母性寒，味苦，归肺、胃、肾经，具有清热泻火、生津润燥之效，偏于清润；生地黄性寒，归心、肝、肾经，清热凉血、养阴生津的力量较强，重在养阴。

3. 主治应用

石膏多用于治疗外感热病，症见高热烦渴，肺热喘咳，胃火亢盛，头痛，牙痛。煅石膏有收湿、生肌敛疮、止血之功，可外治用于溃疡不敛，湿疹瘤痒，水火烫伤，外伤出血。

知母用于治疗外感热病，症见高热烦渴，肺热燥咳，骨蒸潮热，内热消渴，肠燥便秘。

生地黄用于治疗热病烦渴，症见发斑发疹，阴虚内热，

吐血，衄血，糖尿病，传染性肝炎等。

4. 现代研究

知母根茎中含有大量甾体皂苷、双苯吡酮、木脂素、多糖、有机酸、黏液质及微量元素等，具有防治心脑血管疾病、抗肿瘤、抗病毒、提高免疫力、降低血糖等作用。

生石膏主要成分为硫酸钙，含有铁、锰、锌、钴等元素，可抑制体温中枢在发热时过度兴奋，有强效、快速的退热作用，同时可抑制汗腺分泌，故在退热时并无出汗现象。其微量元素对机体抗病毒有特效，有效成分即在抗病原微生物的基础上，借有机部分的脂溶性进入细胞，使机体免除病毒的侵害。

地黄根茎中含有 β–谷甾醇、甘露醇及少量豆甾醇、微量的菜油甾醇，具有增强心肌收缩力、降低血压的功效。地黄既有止血作用，又有抗凝血作用，同时还有降低血糖、抗炎、抗过敏、镇静安神的作用。

5. 应用经验

石膏、知母、生地黄三药均能清热、养阴、生津，用于肺胃大热、津伤烦渴之症。

石膏配知母：出自《伤寒论》白虎汤："伤寒，脉浮滑，此表有热，里有寒，白虎汤主之。"知母可增强石膏的清热泻火作用，尤其是针对肺胃实火。两药常合用于外感风寒、入里化热，或温热之邪入于肺胃等气分实热证，消渴或齿衄属气分实热证亦可选用。

石膏配生地黄：两药皆性寒味甘，均有清热作用。石膏偏于清气分之热，生地黄偏于凉血分之热，从而气血两清，共奏清热凉血、生津止渴之功。

石膏配桑叶：用于清宣肺热。

石膏配桂枝，用于表里双解。

石膏配白芷：用于清热泻火、消肿止痛。

石膏配知母：用于清热除烦。

石膏配半夏：用于肺胃双清、降逆化痰。

石膏配甘草：用于清肺止咳。

石膏配竹叶：用于清热除烦。

知母配黄柏：用于滋阴、清虚热、泻肾中相火，治疗阴虚发热、虚劳咳嗽及消渴等病症。

知母配黄芩：用于泻肺火。

生地黄配牡丹皮：相须为用，可用于清热养阴、凉血。

生地黄配茯苓：用于养心、清心、安神。

生地黄配当归：用于滋阴养血、活血祛瘀。

三、清热生津止渴——芦根、白茅根、石斛

1. 药物来源

芦根，又称芦茅根、苇根、芦柴根，是单子叶植物禾本科芦苇的新鲜或干燥根茎的总称；白茅根又称茅草、茅根、白茅草，为禾本科植物白茅的干燥根茎；石斛又称不死草、还魂草、吊兰、林兰、禁生、金钗花等，为兰科石斛属植物环草石斛、马鞭石斛、黄草石斛、铁皮石斛或金钗石斛的茎。

2. 药性功效

芦根性寒，味甘，归肺、胃经，擅长清气分邪热，具有清热除烦、生津止渴、止呕、利尿的作用；白茅根性寒，味甘，归肺、胃、膀胱经，偏入血分，具有凉血止血、清热利尿的功效；石斛性寒，味甘淡、微咸，归胃、肾、肺经，具有益胃生津、滋阴清热的功效。

3. 主治应用

芦根常用于治疗热病烦渴、肺热咳嗽、肺痈吐脓、胃热呕吐、热淋涩痛等。

白茅根常用于治疗血热出血、热病烦渴、肺热咳嗽、胃热呕吐、湿热黄疸、水肿尿少、热淋涩痛等。

石斛在《本草纲目》记载具有"厚肠胃，补养脏腑，清热除痹"之功，适用于热病津伤或阴虚内热，症见口干烦渴、食少干呕、舌光无苔、目暗不明，或见病后虚热等。

4. 现代研究

芦根中含蛋白质、氨基酸、脂肪、有机酸、糖类、维生素、无机元素、甾酮、天冬酰胺、薏苡素、生育酚以及龙胆酸、咖啡酸、阿魏酸和香草酸等酚酸类化合物。常用于治疗大叶性肺炎、萎缩性胃炎、糖尿病、肾结石、食管反流性哮喘、痤疮、便秘及干燥综合征等病症。

白茅根的活性成分主要有糖类、甘露醇、三萜类、有机酸、黄酮、甾醇等。白茅根及其主要活性成分具有抗氧化、抗炎、抗肿瘤、免疫调节、止血、调节脂质代谢等药理作用。广泛用于治疗恶性肿瘤、慢性肝炎、脂肪肝、慢性肾小球肾炎、心力衰竭、过敏性皮炎等疾病。

石斛能显著提高超氧化物歧化酶水平，可降低脂质过氧化，调节脑单胺类神经介质水平，抑制单胺氧化酶活性，起到延缓衰老的作用。近些年备受关注的石斛兰多糖具有显著的免疫增强活性和抗衰老、抗辐射等多种功效，可用于治疗心脑血管疾病、肿瘤、白内障、消化系统溃疡、糖尿病等。

5. 应用经验

芦根配白茅根：芦根味甘而不滋腻，生津而不恋邪，专清气分之热；白茅根味甘而不腻，性寒而不碍胃，利水而不伤阴，善清血分之热。二药合用，气血双清，清里透表，用于治疗肺热咳喘、疹毒尤为适宜。

芦根配天花粉、麦冬：治疗热病津伤、烦热口渴。

芦根配黄芩、浙贝母、瓜蒌：治疗肺热咳嗽。

芦根配薏苡仁、冬瓜仁：治疗肺痈吐脓。

白茅根配栀子：适用于各种血热出血证及湿热黄疸。

白茅根配苎麻根：适用于各种血热出血证。

石斛配生地黄：用于治疗热病伤津，症见口干咽燥、低热烦渴、舌绛苔黑等。

石斛配沙参：用于治疗胃阴不足所致的杂病，症见食少、胃中嘈杂、胃脘隐痛或灼痛、干呕或呃逆、舌光红少苔等。

石斛配天花粉：适用于胃火炽盛、胃阴不足之中消证，症见消谷善饥。

石斛配麦冬：适用于肺肾不足、阴虚津亏，症见咽干而痛、舌红少津、虚热不退等。

石斛配黄芪：适用于气阴不足，症见低热不退、心烦口渴、倦怠乏力等。

石斛配枸杞子：适用于肝肾不足、眼目失养，症见神水宽大渐散、两眼昏花等。

石斛配熟地黄：适用于肝肾不足，症见筋骨痿软、腰膝无力等。

石斛配牛膝：适用于产后肝肾不足、阴血亏虚，症见腰腿酸痛等。

石斛配川贝母：适用于肺脾两伤、营卫亏虚而致吐血、咳逆喘急、舌色光红者。

四、平肝清肺——桑叶、菊花

1. 药物来源

桑叶为桑科植物桑的干燥叶；菊花为菊科植物菊的干燥头状花序。

2. 药性功效

桑叶与菊花两者均归肺、肝经，均有疏散风热、平抑肝阳、清肝明目的作用。桑叶偏于清肺润燥，菊花偏于清热解毒。

3. 主治应用

桑叶与菊花均可用于治疗风热感冒或温病初起，症见发热、微恶寒、头痛、目赤肿痛，以及因肝肾精血不足引起的目暗昏花等。桑叶疏散风热之力较强，又能清肺润燥、凉血止血。菊花平肝、清肝明目之力较强，又能清热解毒，治疗疮痈肿毒。

4. 现代研究

桑叶含有脱皮甾醇、芸香苷、桑苷、槲皮素等。鲜桑叶煎剂体外实验对金黄色葡萄球菌、乙型溶血性链球菌等多种致病菌有抑制作用，煎剂有抑制钩端螺旋体的作用。对多种原因引起的动物高血糖均有降糖作用，所含脱皮甾醇能促进葡萄糖转化为糖原，但不影响正常动物的血糖水平。脱皮激素还能降低血脂水平，对人体能促进蛋白质合成，排除体内胆固醇，降低血脂。

菊花含有挥发油，成分为龙脑、樟脑、菊油环酮等，此外，尚含有菊苷、腺嘌呤、胆碱、黄酮等。菊花水浸剂或煎剂，对金黄色葡萄球菌、多种致病性杆菌及皮肤真菌均有一定抗菌作用。

5. 应用经验

桑叶与菊花均有疏散风热、平抑肝阳、清肝明目之功效，因此顾自悦主任医师常将二者联合应用于风热感冒、温病初起之发热、咽痒及肝肾精血不足，以及肝热引起的头昏、头痛、眼目昏花等病症。

五、祛风——羌活、独活

1. 药物来源

羌活为伞形科植物羌活或宽叶羌活的干燥根茎及根，主产于四川、云南、青海、甘肃等地；独活为伞形科植物重齿毛当归的干燥根，主产于四川、湖北、安徽等地。

2. 药性功效

羌活、独活均有散邪之功效。羌活味辛、苦，性温，归膀胱、肾经，具有解表散寒、祛风胜湿、止痛的功效。本药善行气分，能直上巅顶，通利五脏，横行肢臂，以除上焦头项肩背之痛见长，故病邪在上焦者宜用之。独活味辛、苦，性微温，归肾、膀胱经，具有祛风湿、止痛、解表的功效。独活的气味性质较为和缓，质地亦致密，主入肾经，长于祛腰膝筋骨间风湿，善治在下、在里之风湿痹痛，为治风湿痹痛之要药。

3. 主治应用

羌活为发散风寒药，有较强的解表散寒、祛风胜湿、止痛之功，故常与防风、藁本、细辛、川芎等祛风解表止痛药同用，治疗外感风寒挟湿之一身尽痛，尤为肩背肢节疼痛者多用。

独活用于风寒湿痹、风寒挟湿表证以及少阴头痛，善入肾经而搜伏风，与细辛、川芎等相配，可治风扰肾经、伏而不出之少阴头痛，如独活细辛汤。

4. 现代研究

羌活含挥发油、β–谷甾醇、香豆素类化合物、酚类化合物、胡萝卜苷、有机酸及生物碱等。羌活注射液有镇痛及解热作用，并对皮肤真菌、布氏杆菌有抑制作用。羌活水溶部分有抗实验性心律失常作用。挥发油亦有抗炎、镇痛、解热作用，并能对抗脑垂体后叶素引起的心肌缺血和增加心肌营养性血流量，对小鼠迟发性过敏反应有抑制作用。

独活含二氢山芹醇及其乙酸酯、欧芹酸甲醚、异欧前胡内酯、香柑内酯及挥发油等，具有抗炎、镇痛及镇静作用，对血小板聚集有抑制作用，并有降血压作用，但不持久。所含香柑内酯、花椒毒素等有光敏及抗肿瘤作用。

5. 应用经验

唐代以前，羌活与独活用法不分，均能祛风湿、止痹痛、解表，用于治疗风寒湿痹、风寒挟湿表证及外感头痛，故可联合应用。

唐代以后将其分开，因羌活性较燥烈，发散力强，常用于风寒湿痹，痛在上半身者，治疗头痛因于风寒者；独活性较缓和，发散力较羌活弱，多用于风寒湿痹在下半身者，治疗头痛属少阴者。若风寒湿痹，一身尽痛，两者经常相须为用。

六、解热——银柴胡、柴胡

1. 药物来源

银柴胡为石竹科植物银柴胡的干燥根，产于我国西北部及内蒙古等地；柴胡为伞形科植物柴胡或狭叶柴胡的干燥根，按性状不同，分别习称"北柴胡"及"南柴胡"，北柴胡主产于河北、河南、辽宁、湖北、陕西等省，南柴胡主产于湖北、四川、安徽、黑龙江、吉林等省。

2. 药性功效

银柴胡味甘、性微寒，归肝、胃经，功效为清虚热、除疳热；柴胡味苦、辛，性微寒，归肝、胆经，功效为解表退热、疏肝解郁、升举阳气。

3. 主治应用

银柴胡与柴胡，名称相似且均有退热之功。然银柴胡能清虚热，除疳热，尤善治疗阴虚发热、小儿疳热；柴胡能发表退热，善治外感发热、邪在少阳之往来寒热。

4. 现代研究

银柴胡含甾体类、黄酮类、挥发性成分及其他物质。本品有解热作用，还能降低主动脉类脂质的含量，有抗动脉粥样硬化作用，此外还有杀精子作用。

柴胡根含 α-菠菜甾醇、春福寿草醇及柴胡皂苷 a、b、d，另含挥发油等成分。柴胡具有镇静、安定、镇痛、解热、镇咳等广泛的中枢抑制作用，柴胡皂苷有抗炎、降低血浆胆固醇等作用，能抗脂肪肝、抗肝损伤、利胆、兴奋平滑肌、抑制胃酸分泌、抗溃疡、抗感冒病毒、抗肿瘤、增加蛋白质生物合成、抗辐射及增强免疫功能。

5. 应用经验

银柴胡与柴胡名称相似，但不可混为一谈。银柴胡为清虚热药，有清热凉血之效，用于虚劳骨蒸、阴虚久疟、小儿疳热羸瘦等；柴胡为发表药，具有和解表里、疏肝、升阳之功效，常用于感冒发热、寒热往来、胸胁胀满、月经不调、子宫脱垂、脱肛等。

七、镇惊安神——龙齿、龙骨

1. 药物来源

龙齿为古代哺乳动物，如象类、犀牛类、三趾马等的牙齿化石；龙骨来源于古代大型哺乳动物东方剑齿象、犀牛等的骨骼化石。

2. 药性功效

龙齿性凉，味甘、涩，归心、肝经，功效为重镇安神、清热除烦，生用用于镇惊安神、除烦解热，煅后寒性降低，功效和缓，收敛固涩的作用增强；龙骨性平，味甘、涩，归心、肝经，功效为镇静安神、平肝潜阳、收敛固涩、收湿敛疮。

3. 主治应用

龙齿质重性凉，功能镇惊安神、清热除烦，故常用于惊痫癫狂、心悸烦热、失眠多梦等病症。

龙骨用于治疗心神不宁，症见惊痫、癫狂、心悸、失眠、烦躁等，可搭配养阴平肝、清热化痰、息风止痉、开窍安神等药物，亦可用于肝阳上亢证。症见头晕，目眩，耳鸣，常与龟甲、牡蛎、白芍等滋阴潜阳药配伍。此外，还可用于肾气不固及表虚不固的滑脱诸证，凡正气不固之遗精、滑精、遗尿、尿频、崩漏、带下、自汗、盗汗等多种滑脱证，皆可应用，并常与补肾固精、温肾缩尿、补气固冲、止血止带之品配伍。治表虚自汗、阴虚盗汗，可与益卫固表、滋阴降火、收敛止汗之品同用。此外，煅龙骨外用，尚有收湿敛疮、生肌之效，可用于湿疹及疮疡久溃不愈等，宜与其他敛疮、解毒、燥湿之品配伍，局部掺敷以取效。

4. 现代研究

龙齿主要由磷灰石、纤磷石组成。主要含有碳酸钙，磷酸钙，尚含少量的铁、钾、钠、硫酸根等，现代常用本品合麦冬、地黄、炒枣仁等治疗神经衰弱之失眠、惊悸、梦遗等证；龙骨由磷灰石、方解石以及少量黏土矿物组成，主要含有碳酸钙及磷酸钙，尚含铁、钾、钠、氯、硫酸根等，药理作用可促进凝血，还具有降低血管壁通透性及抑制骨骼肌兴奋作用。

5. 应用经验

顾自悦主任医师常用龙齿治失眠，取其重镇安神之功，常与酸枣仁合用以治心阴不足之失眠，伴有心悸、心神不安、多梦、心烦等。应用龙骨则多取其镇静镇惊、平肝潜阳、收敛固涩之意，方用柴胡龙骨牡蛎汤，以治胸满烦躁、惊狂、眩晕等。

八、止咳——紫菀、款冬花

1. 药物来源

紫菀来源于菊科多年生草本紫菀的干燥根及根茎；款冬花来源于菊科多年生草本款冬的干燥花蕾。

2. 药性功效

紫菀味辛、苦，性温，归肺经，长于润肺下气，开肺郁、化痰浊而止咳；款冬花性温，味辛、微苦，归肺经，为温润之品，长于下气止咳，略具化痰之功，蜜制入药略有润肺作用。

3. 主治应用

凡咳嗽痰多，无论外感、内伤，寒热虚实，病程长短，皆可用紫菀；款冬花主治多种咳嗽，治寒邪伤肺，久咳不止，常与紫菀相须为用，治咳喘无论寒热、虚实、新久皆可，功似紫菀。紫菀长于化痰，款冬花长于止咳，尤宜肺寒咳嗽，治各种咳嗽痰多之证。

4. 现代研究

紫菀经现代药理实验证实有祛痰镇咳作用，并对金黄色葡萄球菌、痢疾杆菌、伤寒杆菌、大肠杆菌、绿脓杆菌、霍乱弧菌、结核杆菌皆有抑制作用。此外，还有抗病毒、抗癌、溶血及利尿等作用。

款冬花具有镇咳、祛痰、平喘、呼吸兴奋、收缩平滑肌、收缩血管、减慢心率、阻断钙离子通道等作用。动物实验证明，款冬花镇咳作用较强，水煎剂能促进呼吸道分泌物增加，祛痰作用较为明显。据部分临床报道显示，款冬花可能具有致癌性，因此需要慎重使用。

5. 应用经验

对于咳喘急性期，顾自悦主任医师认为主要因外邪犯肺引起咳嗽，因此治疗上以解表宣肺为主，不可敛肺敛邪，故临床多用止嗽散及紫菀、款冬花等药物解表宣肺止咳，不可应用泻白散及地骨皮等药物敛肺止咳，否则敛邪在内，可致终身咳嗽顽疾。对于慢性喘咳，如慢性支气管炎等，治疗时可选用补肺益肾之法，如选用金水六君煎及淫羊藿、巴戟天、仙茅等药物。

九、滋阴——麦冬、天冬

1. 药物来源

麦冬来源于百合科植物麦冬的干燥块根；天冬来源于百合科植物天冬的干燥块根。

2. 药性功效

麦冬性微寒，味甘、微苦，归肺、胃、心经，功能养阴生津、润肺清心；天冬性寒，味甘、苦，归肺、肾经，甘润苦寒之性较强，功能养阴润燥、清肺生津。

3. 主治应用

天冬与麦冬，二药功用相似，相须为用。既能滋肺阴、润肺燥、清肺热，又可养胃阴、清胃热、生津止渴，对于热盛津伤之肠燥便秘，可增液润肠以通便。

天冬苦寒之性较甚，清火与润燥之力强于麦冬，且入肾滋阴，适用于肾阴不足、虚火亢盛之证。麦冬微寒，清火与滋润之力虽稍弱，但滋腻性亦较小，且能清心除烦，宁心安神，故可治心阴不足及心火亢盛之证。麦冬长于补肺阴，为上焦用药，治疗肺阴不足之咳嗽、咳喘；而天冬补肾阴为主，可治中下焦之病，如消渴病、脾胃虚寒，但要注意有外邪、表邪时不宜滋阴进补。

4. 现代研究

麦冬有保护心血管系统、增强耐缺氧的作用，可延长常压缺氧小鼠的存活时间。除此以外，麦冬还具有抗菌、增强免疫功能、降血糖、延缓衰老、抑制胃肠蠕动作用。近年来发现麦冬降低血糖的作用较好，强心作用稳定而效果佳。实验还证明，麦冬中的水溶性多糖有抗缺氧和免疫促进作用。

天冬含苷类、皂苷及其苷元、氨基酸、糖类等化学成分，此外还含有天冬素、5- 甲氧基 – 甲基糖醛、葡萄糖、果糖、β – 谷甾醇、黏液质以及甾体皂苷类。动物试验表明，水煎剂有抑菌、镇咳、抗肿瘤和杀虫作用。临床上用于治疗乳房肿瘤、子宫颈扩张以及子宫出血，此外还具有抗菌、杀灭孑孓、抗肿瘤的作用。

十、理气——青皮、枳实、木香、沉香

1. 药物来源

青皮来源于芸香科植物橘及其栽培变种的干燥幼果或未成熟果实的果皮；枳实来源于芸香科植物酸橙及其栽培变种或甜橙的干燥幼果；木香来源于菊科植物木香的干燥根；沉香来源于瑞香科植物白木香含有树脂的木材。

2. 药性功效

青皮味苦、辛，性温，归属肝、胆、胃经，是肝、胆经的气分药。《本草纲目》云："青橘皮，其色青气烈，味苦而辛，治之以醋，所谓肝欲散，急食辛以散之，以酸泄之，以苦降之也。青皮沉而降，入肝胆气分，一体二用，物理自然也。小儿消积，多用青皮，最能发汗，有汗者不可用。"它既能疏肝行气止痛，又能消积化滞，还能消痈散结。

枳实味苦、辛、酸，性微寒，归属脾、胃经。《药品化义》中提到："枳实专泄胃实，开导坚结，故主中脘以治血分，疗脐腹间实满，消痰癖，祛停水，逐宿食，破结胸，通便闭，非此不能也。若皮肤作痒，因积血滞于中，不能营养肌表，若饮食不思，因脾郁结不能运化，皆取其辛散苦泻之力也。为血分中之气药，惟此称最。"《本草经疏》又云："枳实……

其《别录》所主除胸胁痰癖，逐停水，破结实，消胀满，心下急痞痛，逆气，胁风痛，安胃气，止溏泄者，是其本分内事，皆足阳明、太阴受病，二经气滞，则不能运化精微，而痰癖停水，结实胀满所自来矣。胃之上口名曰贲门，贲门与心相连，胃气壅则心下亦自急痞痛。邪塞中焦，则升降不舒，而气上逆，肝木郁于地下，则不能条达而胁痛，得其破散冲走之力，则诸证悉除。"可见枳实苦寒降气之品，善于破气消积通便、化痰湿散痞塞，为血分气药。

木香味辛、苦，性温，归脾、胃、大肠、三焦、胆经。《本草纲目》云："木香，乃三焦气分之药，能升降诸气。诸气膹郁，皆属于肺，故上焦气滞用之者，乃金郁则泄之也；中气不运，皆属于脾，故中焦气滞宜之者，脾胃喜芳香也；大肠气滞则后重，膀胱气不化则癃淋，肝气郁则为痛，故下焦气滞者宜之，乃塞者通之也。"木香气味芳香，能够升降诸气，善泄肺气、和胃气、消积气、疏肝气、暖肾气、温寒气，是治气之总药，统管一身上下内外诸气。木香是治疗三焦气滞的要药，能够行气止痛，健脾开胃消食。

沉香味辛、苦，性微温，归属脾、胃、肾经。沉香辛苦芳香，功擅行散，能够醒脾开胃、除湿化浊、行气止痛。沉香质沉，性专下降可直达下焦，入于肾经。《本草新编》云："沉香，温肾而又通心，用黄连、肉桂以交心肾者，不若用沉香更为省事，一药而两用之也。但用之以交心肾，须用之一钱为妙，不必水磨，切片为末，调入于心肾补药中同服可也。"可见沉香既能行气止痛，又能交通心肾。此外又有纳气平喘之功，可引上逆之气归于下。

3. 主治应用

青皮既能够治疗肝气郁滞导致的胁下郁积胀痛或小腹疝疼，用之以疏通二经，行其气，又能治疗小儿食积，同时亦可以治疗乳痈、乳癖。

枳实用于治疗气机阻滞、积滞内停、水湿痰饮、痰滞气阻导致的胸胁胀痛、胸痹、痞满胀痛、食欲不振、大便不通、脏器下垂等。

木香用于治疗胸胁、脘腹胀痛、食积不消、不思饮食，煨木香实肠止泻，用于泄泻腹痛。

沉香不仅可治疗脾胃虚寒呕吐、呃逆等症，还可以治疗肾虚气逆喘急之症。

4. 现代研究

青皮所含有的挥发油对胃肠道有温和的刺激作用，能够促进消化液的分泌和排出肠内积气，同时还有祛痰、扩张支气管、平喘作用。它的煎剂能够抑制肠道平滑肌，起到解痉止痛作用。

枳实具有抑制血栓、抗溃疡、强心、升压等作用。

木香对胃肠道有兴奋和抑制的双向作用，能够促进消化液分泌，并能抑制链球菌、金黄色葡萄球菌、白色葡萄球菌的生长，有利尿及促进纤维蛋白溶解等作用。

沉香的水煎液对体外豚鼠回肠的自主收缩有抑制作用，并能对抗组胺、乙酰胆碱引起的痉挛性收缩。水煎醇沉液腹腔注射，能使新斯的明引起的小鼠肠推进运动减慢，呈现肠平滑肌解痉作用。此外，有镇静、安定、麻醉、镇痛、平喘、抗菌等作用。

5. 应用经验

临床应用青皮，因其破气之力峻烈，过之损人真气，故多与党参、白术、茯苓相伍，补气健脾防止损人真气之弊。

若两胁刺痛，顾自悦主任医师习以青皮、柴胡合用，柴胡性质轻清，善疏理上焦之邪；青皮味辛气烈，辛开苦降，破结行气，善疏达下焦之郁，又具破瘀之长。二药共用，升降相宜，上下窜通，气郁可疏，气滞可行，气结可散。

青皮配甘草：有消肿散结之功，多用于治疗乳岩。

青皮配木香：用于治疗寒疝腹痛。其中青皮疏肝理气，木香性温，能行气调中止痛，木香在这里既可增强行气散寒止痛之效，又能防青皮伤人真气。

枳实配白术：功效为健脾消食、行气化湿、消痞除满，用于治疗脾胃运化无力，症见饮食积滞、腹胀痞满、大便不畅。临证组方时枳实炒用，白术生用，一则可缓枳实峻猛之性，二可增强疗效。

枳实配竹茹：有清热消积化痰、醒脑安神助眠之功，可用于治疗痰热上扰、心神失养所致的头晕、失眠。

枳实配川芎：行气活血止痛的作用较好，多用于治疗气血阻滞之胸胁疼痛。

枳实配桂枝：温经行气止痛的作用较好，善于治疗寒凝气滞所致的疼痛。

木香配黄连：用于治疗胃肠积热及食滞导致的痢疾，症见下腹疼痛，里急后重。其中木香辛温芳香，功能健脾消食、行气除胀止痛；黄连苦寒，功能清热解毒燥湿、厚肠止泻。

二药合用共奏清热燥湿、行气厚肠止泻之功。《日华子本草》云："木香治心腹一切气……呕逆反胃。"

木香配砂仁：功能行气化湿、和胃止呕，用于治疗胃气上逆、湿滞脾胃的呕吐，疗效颇佳。

木香配槟榔：可行胃气、消积滞、除胀满，用于治疗饮食积滞，症见脘腹胀满。

沉香配木香：共奏健脾行气、降逆平喘之功。善于治疗胃失和降、气逆不顺之腹满胀痛、呕吐呃逆，痰气上逆之腹胀气喘者，气郁于下之小便隐痛。

沉香配乌药：醒脾降逆、散寒除湿之力倍增，治疗中焦虚寒、腹胀呕吐。

沉香配茯苓：功能交通心肾，适宜治疗心肾不交之不寐。

十一、补阳——巴戟天、淫羊藿

1. 药物来源

巴戟天为茜草科植物巴戟天的干燥根；淫羊藿又名仙灵脾，为小檗科植物淫羊藿的干燥叶。

2. 药性功效

巴戟天与淫羊藿均为植物类药物，均入肝、肾经，味辛、甘，属温性之品，具有补肾壮阳、祛风除湿之效。

巴戟天其性温润不燥，补阳之力不及淫羊藿，但兼有益精血之功。《本草新编》云："夫命门火衰，则脾胃寒虚，即不能大进饮食，用附子、肉桂以温命门，未免过于太热，何如用巴戟天之甘温，补其火而又不烁其水之为妙耶？或问巴戟天近人止用于丸散之中，不识亦可用于汤剂中耶？曰：巴戟天正汤剂之妙药，温而不热，健脾开胃，既益元阳，复填阴水，真接续之利器，有近效而又有速功。"

淫羊藿药性燥散，补肾阳之力较强。《本草述》云："淫羊藿，《本经》首主阴痿绝伤，《日华子》亦首言其疗男子绝阳，女子绝阴，则谓入命门、补真阳者是也。盖命门为肾中之真阳，即人身之元气也，其所谓绝阳绝阴，不本之元气，何以嘘之于既槁。所谓益气力，强志，并治冷气劳气，筋骨挛急等证，皆其助元气之故。至若茎中痛，小便不利，皆肝肾气虚所致，此味入肾而助元阳，即是补肾气，而肝肾固同一治也。老人昏耄，中年健忘，皆元阳衰败而不能上升者也。以是思功，功可知矣。须知此味以降为升，其升由于能降也。"可见淫羊藿体轻气雄，可升可降，兼有补肾阳、强筋骨、祛风湿之功。

3. 主治应用

巴戟天用于治疗阳痿遗精、小便不禁、宫冷不孕、月经不调、少腹冷痛、风湿痹痛、筋骨痿软等病症；淫羊藿可用于治疗肾阳虚衰、阳痿遗精、风湿痹痛、筋骨痿软、麻木拘挛、老年健忘等病症。

4. 现代研究

巴戟天有明显的促肾上腺皮质激素样作用；淫羊藿能够增强下丘脑–垂体–性腺轴及肾上腺皮质、胸腺等内分泌系统的分泌功能。

5. 应用经验

顾自悦主任医师治疗肾气虚所致的遗尿时，习以巴戟天、益智仁、菟丝子、桑螵蛸共用，从而温肾助阳，约束膀胱，遗溺自止；对于肾阳虚所致遗尿、尿频或小便淋漓不尽严重者，多用淫羊藿配伍覆盆子、金樱子、桑螵蛸，达到温肾缩泉的目的；在治疗因肾阳虚衰所致阳痿、遗精、不育者，多用淫羊藿配伍肉苁蓉、巴戟天、仙茅、杜仲温补肾阳；在治疗女子闭经、不孕时，习以淫羊藿与熟地黄、菟丝子、枸杞子同用暖冲任以助孕；治疗因风湿久痹而致腰膝冷痛者，常用淫羊藿与威灵仙、肉桂配伍，共奏温肾散寒、祛风除湿之功；治疗因寒邪内盛所导致的少腹冷痛、月经不调等病症时，常用巴戟天配伍高良姜、肉桂、吴茱萸温里散寒止痛；对于肝肾不足所致的腰膝疼痛、下肢无力、风湿痹痛，常以巴戟天配伍杜仲、续断，从而补肝肾，散风湿，强筋骨。

另外，顾自悦主任医师还经常将淫羊藿与黄芪、五味子合用，治疗肺肾两虚所致的咳喘气短。其中黄芪补益肺气，淫羊藿温肾助阳，五味子补肾敛肺，三药并用共奏补益肺肾、纳气平喘之功。

十二、止汗——糯稻根、麻黄根、浮小麦

1. 药物来源

糯稻根为禾本科植物糯稻的干燥根茎及根；麻黄根为麻黄科植物草麻黄或中麻黄的干燥根和根茎；浮小麦为禾本科植物小麦的干燥轻浮瘪瘦的颖果。

2. 药性功效

糯稻根味甘，性平，归属肺、肝、肾经，具有养阴、止汗、健胃之功。

麻黄根味甘、涩，性平，归属心、肺经，专入肺经，能够补益肺气、固护卫气。《本草正义》云："麻黄发汗，而其根专于止汗，昔人每谓为物理之奇异。不知麻黄轻扬，故表而发汗，其根则深入土中，自不能同其升发之性。况苗则轻扬，根则重坠，一升一降，理有固然。然正惟其同是一本，则轻扬走表之性犹在，所以能从表分而收其散越、敛其轻浮，以还归于里。是固根收束之本性，则不特不能发汗，而并能使外发之汗敛而不出，此则麻黄根所以有止汗之功力，投之辄效者也。"可见麻黄根是固表止汗的良药。

浮小麦味甘，性凉，归属心经，药性平和。味甘能益气，性凉可除热，入心经而凉心止汗；又因其体质轻虚，性主升

浮，能达腠理散其热，故可止盗汗。《本草纲目》中提到："益气除热，止自汗、盗汗，骨蒸虚热，妇人劳热。"可见浮小麦具有养心阴、敛虚汗、益心气、退虚热之功。

3. 主治应用

糯稻根对病后阴虚发热及肺痨蒸热盗汗者，尤为适宜。

麻黄根用于治疗各种虚汗，无论是气虚自汗，还是阴虚盗汗，均可使用。

浮小麦可治疗自汗、盗汗、骨蒸潮热。

4. 现代研究

糯稻根：有研究表明，大剂量糯稻根煎水服用可治疗乳糜尿，还可治疗迁延性肝炎。

麻黄根：药理研究表明，麻黄根对末梢血管有扩张作用，对肠管、子宫等平滑肌有收缩作用，同时它还能抑制低热和烟碱所致的发汗。

浮小麦：本品主要含有淀粉及酶类蛋白质、脂肪、钙、铁、维生素等。

5. 应用经验

糯稻根单用力薄，常随证配伍，如阴虚发热、口渴咽干者，搭配生地黄、麦冬、地骨皮应用；治疗收敛不固的盗汗时，常以金樱子、五味子与之合用。另外，糯稻根与甘草合用可治疗肝炎。

在治疗体虚卫外不固、自汗心悸时，多用麻黄根与浮小麦相合，共奏固表实卫、养心止汗之功。虚汗无度者，顾自悦主任医师常以麻黄根配生黄芪，其中麻黄根助黄芪以止汗，又引黄芪直达卫分，行走肌腠，益气固表，加强止汗之力。顾自悦主任医师在治疗汗证时还经常将麻黄根与煅牡蛎合用，麻黄根甘平，功专收敛止汗，牡蛎长于镇惊安神、平肝潜阳，煅用则收敛固涩力增强。麻黄根与煅牡蛎合用，相须配对，敛津液、止汗力大增。

浮小麦可止自汗、盗汗，是治疗汗证的要药。在治疗汗证时常用其配伍不同药物，疗效颇佳。因内热而表不和所致的自汗、盗汗，顾自悦主任医师多用浮小麦与糯稻根敛汗固表；气虚自汗或盗汗者以浮小麦合生黄芪相伍，益气固表，敛液止汗；心气不足、体倦汗出者，浮小麦与酸枣仁共用敛心液止虚汗。浮小麦除有止汗之力外还能退虚热，顾自悦主任医师习将浮小麦与地骨皮配伍，可除骨蒸劳热之症。

十三、养血活血——当归、鸡血藤

1. 药物来源

当归为伞形多年生草本植物当归的根；鸡血藤为豆科攀援灌木密花豆的藤茎。

2. 药性功效

当归味甘、辛，性温，归肝、心、脾经，功效为补血活血、调经止痛、润肠；鸡血藤味甘、苦，性温，归肝经，功效为行血补血、调经、舒筋活络。

3. 主治应用

（1）当归

1）用于心肝血虚，面色萎黄，眩晕心悸等。当归甘温质润，为补血要药。常配熟地黄、白芍等同用，如四物汤（熟地黄、白芍、川芎、当归）。若气血两虚者，常与黄芪、人参等同用，如当归补血汤、人参养营汤等。

2）用于血虚或血虚而兼有瘀滞的月经不调、痛经、闭经等病。当归既能补血、活血，又能调经，为妇科要药。如上述诸证，因于气滞血瘀者，常配香附、桃仁、红花；因于寒凝者，常配肉桂、艾叶；因偏血热者，常配赤芍、牡丹皮等。

3）用于血虚、血滞而兼有寒凝，以及跌打损伤、风湿痹阻的疼痛证。当归补血活血，又兼能散寒止痛，故可随证配伍应用。如治血滞兼寒的头痛，常配川芎、白芷等；气血瘀滞的胸痛、胁痛，常配郁金、香附等；治虚寒腹痛，常配桂枝、白芍等；治血痢腹痛，常配黄芩、黄连、木香等；治癥瘕积聚，常配三棱、莪术等；治跌打损伤，常配乳香、没药等；治风湿痹痛、肢体麻木，常配羌活、桂枝、秦艽等。现代用于冠心病、心绞痛、血栓闭塞性脉管炎等，亦取得一定疗效。

4）用于痈疽疮疡。当归既能活血消肿止痛，又能补血生肌，亦为外科常用。用于疮疡初期，常配金银花、连翘等，以消肿止痛；用于痈疮溃后，气血亏虚，常配人参、黄芪、熟地黄等，以补血生肌。

5）用于血虚肠燥便秘。能养血润肠通便，常配火麻仁、肉苁蓉等同用。

此外，还能治久咳气喘，如《鲁般经后录》观音救苦散，以之配人参、罂粟壳、甘草等，谓"治嗽如神"。近代亦有单用 5% 当归注射液注入膻中、肺俞等穴位，治疗慢性支气管炎者。

临证应用时煎服 5～15g，一般生用，为加强活血则炒用。通常补血用当归身，活血用当归尾，和血（补血活血）用全当归。

（2）鸡血藤

1）用于月经不调、经行不畅、痛经、血虚经闭等。本品既能活血，又能补血，对血瘀、血虚之证均适用。若瘀滞为主，则配川芎、红花、香附等以活血化瘀调经；若血虚为主，则配熟地黄、当归等以养血调经。

2）用于风湿痹痛及手足麻木、肢体瘫痪、血虚萎黄等。本品能养血活血而舒筋活络，治风湿痹痛、关节痛、肢体麻木，与祛风湿药同用，治中风后肢体瘫痪，与益气养血、活血通络药同用。用于血虚萎黄，则与补益气血药同用。

近代以鸡血藤糖浆治白细胞减少症有一定疗效。

临证应用时煎服 10~15g，大剂量可用至 30g，或浸酒服，或熬成膏服。

4. 现代研究

当归含有挥发油如藁本内酯、当归酮，水溶性成分如阿魏酸，及当归多糖、多种氨基酸、维生素及人体必需的多种元素等。当归挥发油和阿魏酸能抑制子宫平滑肌收缩，而其水溶性或醇溶性非挥发性物质则能使子宫平滑肌兴奋，故当归对子宫的作用为双相调节作用。当归有抗血小板聚集和抗血栓作用，并能促进血红蛋白及红细胞生成；有抗心肌缺血和扩张血管作用，并证明阿魏酸能改善外周循环，对非特异性和特异性免疫功能都有增强作用。此外还有镇静、镇痛、抗炎、抗缺氧、抗辐射损伤及抑制某些肿瘤株生长和体外抗菌等作用。

鸡血藤含有鸡血藤醇、铁质、菜油甾醇等，对实验性贫血的家兔有补血作用，此外还有抗炎作用。小剂量能增强子宫节律性收缩，较大剂量收缩更显著。

5. 应用经验

顾自悦主任医师指出：临证应用中要注意到当归、鸡血藤之异同。两者均能活血补血，均可治疗血瘀闭经、痛经、跌打伤痛以及血虚肢体麻木等。但当归属补血药，补血之力大于鸡血藤，又能润肠通便、止咳平喘，多用于治疗血虚肠燥便秘、咳喘等。鸡血藤属活血药，活血之力略大于当归，为治疗血瘀、血虚之肢体麻木、痹痛、半身不遂的常用药。

十四、补血滋阴——熟地黄、何首乌

1. 药物来源

生地黄为玄参科多年生草本植物地黄的根，熟地黄为生地黄加黄酒拌蒸至内外色黑、油润，或直接蒸至黑润而成，切厚片用；何首乌为蓼科多年生缠绕草本植物何首乌的块根，采挖洗净切厚片干燥后称生首乌，再以黑豆汁拌匀，蒸至内外均呈棕褐色，晒干，称为制首乌。

2. 药性功效

熟地黄味甘，性微温，归肝、肾经，功效为补血滋阴、益精填髓；生首乌味甘、苦，性平，归心、肝、大肠经，功效为截疟解毒、润肠通便；制首乌味甘、涩，性微温，归肝、肾经，功效为补益精血、固肾乌须。

3. 主治应用

（1）熟地黄

1）用于血虚萎黄，眩晕，心悸失眠，月经不调，崩漏等症。为补血要药，常与当归、白芍同用，并随证配伍相应药物。

2）用于肾阴不足的潮热骨蒸，盗汗，遗精，消渴等。为滋阴主药，常与山茱萸、山药等同用，如六味地黄丸。

3）用于肝肾精血亏虚的腰膝酸软、眩晕耳鸣、须发早白等。能补精益髓，常与制何首乌、枸杞子、菟丝子等补精血、乌须发药同用。

（2）何首乌

1）用于血虚而见头昏目眩，心悸失眠，萎黄乏力，肝肾精血亏虚的眩晕耳鸣，腰膝酸软，遗精崩带，须发早白等证。制首乌能补血养肝，遗精固肾，乌须发，强筋骨。治血虚萎黄、失眠健忘等，有补血宁神之效，常与熟地黄、当归、酸枣仁等配伍；治肝肾精血亏虚，能补血益阴，固涩精气，常与当归、枸杞子、菟丝子等同用，如七宝美髯丹。现代用于高脂血症、高血压、冠心病而有肝肾精血不足之证者，用制首乌同丹参、桑寄生之类配伍。

2）用于体虚久疟，肠燥便秘及痈疽、瘰疬等证。生首乌有截疟、润肠、解毒之效。治体虚久疟、气血耗伤者，常配人参、当归同用，如何人饮；治肠燥便秘、血虚津亏者，配当归、火麻仁等同用；治痈疽疮疡，配金银花、连翘等同用；治瘰疬结核，配夏枯草、土贝母、香附等同用。此外，对血燥生风、皮肤瘙痒、疮疹等，用生首乌配伍荆芥、防风、苦参等内服，或同艾叶煎汤外洗，均有效。

临证应用时煎服 10～30g，补益精血宜用制首乌，截疟、润肠、解毒宜用生首乌。

4. 现代研究

熟地黄含梓醇、地黄素、甘露醇、维生素 A 类物质、糖类及氨基酸等，有强心、利尿、降血糖和升高外周白细胞，增强免疫功能等作用。

何首乌含蒽醌衍生物，主要为大黄酚、大黄素，其次为大黄酸、大黄素甲醚和大黄酚蒽酮等。对实验性家兔血清胆固醇的增高有抑制作用，能减轻动脉内膜斑块的形成和脂质沉积，从而缓解动脉粥样硬化的形成；对离体蛙心有兴奋作用，并可以减慢心率及增加冠脉流量；能增强免疫力，还有强壮神经、健脑益智、促进红细胞的生成、促进肠管蠕动而呈泻下作用等。生首乌炮制后泻下作用不再出现。

5. 应用经验

两者均为补虚药中的补血药，质地滋润，能补肝益肾，滋生血液，故两者常同用。但补血药多滋腻黏滞，妨碍运化，"后天之本在脾"，脾的运化功能衰弱，补血药就不能充分发挥作用，故临证应用还应适当配伍健运脾胃药。

十五、滋阴潜阳——龟板、鳖甲

1. 药物来源

龟板为龟科动物乌龟的背甲及腹甲；鳖甲为鳖科动物鳖的背甲。

2. 药性功效

龟板味甘、咸，性寒，归肝、肾、心经，功效为滋阴潜阳、益肾健骨、固经止血、养血补心；鳖甲味咸，性寒，归肝、肾经，功效为滋阴潜阳、软坚散结。

3. 主治应用

（1）龟板

1）用于阴虚内热、阴虚阳亢及热病阴虚风动等证。既能滋补肝肾之阴而退内热，又可潜降肝阳而息内风。治阴虚内热，骨蒸盗汗，配伍熟地黄、知母、黄柏等，如大补阴丸；治阴虚阳亢，头晕目眩，常配生地黄、石决明、菊花等同用；治热病伤阴，虚风内动，舌干红绛，手足蠕动，常配生地黄、牡蛎、鳖甲等同用。

2）用于肾虚骨痿、小儿囟门不合等证。能益肾健骨，补血滋阴。凡肾虚腰膝痿软，筋骨不健，小儿囟门不合、齿迟、行迟等，皆可用以为治。常配熟地黄、锁阳、牛膝等同用。

3）用治阴虚血热、冲任不固的崩漏、月经过多等。能滋补肾阴以固冲任，又性寒清热，兼能止血。

4）用于心虚惊悸，失眠，健忘。有养血补心之效，常与龙齿、远志等配伍。

临证应用时入汤剂，15～30g；宜先煎。

（2）鳖甲

1）用于阴虚发热、阴虚阳亢、阴虚风动等证，能滋阴清热，潜阳息风。治阴虚发热作用较龟甲为优，为治阴虚发热的要药，常配青蒿、秦艽、知母等，如青蒿鳖甲汤、秦艽鳖甲散等；治阴虚阳亢，头晕目眩，常与生地黄、牡蛎、菊花等同用；治热病伤阴，阴虚风动，舌干红绛，手足蠕动，常与生地黄、龟甲、牡蛎等同用。

2）用于癥瘕积聚、疟母等，能软坚散结，常配柴胡、牡丹皮、䗪虫等，如鳖甲煎丸。

临证应用时入汤剂，15～30g；宜先煎。

4. 现代研究

龟板含胶质、脂肪及钙、磷等，有增强免疫功能的作用。鳖甲含有动物胶、角蛋白、碘质及维生素 D 等，能抑制肝、脾结缔组织增生，具有提高血浆蛋白水平以及抗肿瘤等作用。

5. 应用经验

顾自悦主任医师认为两者均可滋阴潜阳，退虚热。可同用治疗肾阴不足、虚火亢盛之骨蒸潮热、盗汗、遗精及肝阴不足、肝阳上亢之头痛、眩晕等证。但龟甲长于入肾滋肾，可健骨、补血、养心，常用于治疗肝肾不足，筋骨痿弱，腰膝酸软，妇女崩漏，月经过多及心血不足、失眠、健忘等病证，补益力大于鳖甲。鳖甲偏于入肝经，善于退热，可软坚散结，常用于治疗腹内癥瘕积聚，疟疾日久不愈，胁下痞硬成块，散结之力大于龟板。

十六、平肝潜阳——珍珠母、石决明

珍珠母与石决明均为贝壳类药材，皆为咸寒之品，均入肝经，具有平肝潜阳、清肝明目之功效。均能治疗肝经有热、肝阳上亢所致的头晕头痛、耳鸣耳聋、目赤肿痛及翳障等证，但仍各有偏向不同。

1. 药物来源

珍珠母来源于蚌科动物三角帆蚌或珍珠贝科动物马氏珍珠的贝壳；石决明来源于鲍科动物皱纹盘鲍、羊鲍或澳洲鲍的贝壳。

2. 药性功效

珍珠母兼入心经，质重，具有镇惊安神之功效；石决明既有清肝潜阳的功效，又有滋养肝阴的作用。

3. 主治应用

珍珠母常用于治疗于神志疾病，如惊悸怔忡、心神不宁、烦躁失眠等症。可配伍郁金、川黄连、天竺黄、胆南星、石菖蒲、远志、水牛角、朱砂、钩藤、全蝎等药物，用治热极生风的神昏谵语，惊痫抽搐；配伍生白芍、生地黄、刺蒺藜、远志、香附、钩藤、生赭石，用治心肝阴虚，肝阳亢躁，心神不宁诸证。

石决明更适宜治疗阴虚阳亢之眩晕、耳鸣等证，对血虚肝热之羞明、目暗，青盲等目疾尤效。石决明平肝、清肝宜生用，外用点睛或吹喉宜煅用、水飞。

4. 现代研究

二者主要成分均为碳酸钙，且含量无明显差别，故碳酸钙并非二者的有效成分。它们均具有镇静、抗氧化、抑酸、调节免疫力、抑菌、降血糖、抗肿瘤等作用。

5. 应用经验

考虑二者均为平肝潜阳之药，而头晕、耳鸣耳聋等病机多为肝阳上亢，顾自悦主任医师多年来常合用二者治高血压、耳聋耳鸣等。

十七、健脾燥湿——苍术、白术

1. 药物来源

二者分别来源于菊科苍术属植物苍术和白术的根茎。

2. 药性功效

苍术味辛、苦，性温，归脾、胃、肝经，功效为燥湿健脾、祛风散寒、明目；白术味甘、苦，性温，归脾、胃经，功效为健脾益气、燥湿利尿、止汗、安胎。

3. 主治应用

苍术可用于湿阻中焦，症见脘腹胀满、泄泻、痰饮、水肿、带下、脚气痿躄，还可用于风寒挟湿表证，如风湿痹证，此外对夜盲症、眼目昏涩也有一定的效果；白术可用于脾虚证，症见食少、腹胀泄泻、痰饮眩悸、水肿、带下、气虚自汗、胎动不安等。

4. 现代研究

苍术主要含有倍半萜及其苷类、烯炔类、三萜和甾体类、芳香苷类和苍术醇类等物质，具有抑制胃酸分泌、促进胃肠运动及胃排空、降血糖、抗菌抗炎等作用；白术主要含有挥发油、内酯类化合物、多糖、氨基酸等，具有调节消化、免疫、神经的功能，此外还具有抗炎抗菌、抗衰老、抗肿瘤及抑制代谢活化酶、酪氨酸酶活性等作用。

5. 应用经验

二者虽然均有健脾燥湿作用，但白术属于补益药，苍术属于化湿药，所以白术长于健脾，治脾虚为主；苍术善于运脾，治脾湿为主。所谓"运脾"，即让脾脏运行起来，且祛湿作用更强，健脾力弱。另外，顾自悦主任医师还提出"有邪用苍术，无邪用白术"，体现苍术能化湿、解表、祛邪，而白术则主要为补气健脾，无邪或邪气不盛时应用，临床应注意鉴别使用。

十八、养血安神——酸枣仁、柏子仁

1. 药性功效

酸枣仁味甘、酸，性平，归肝、胆、心经，功效为养心补肝、宁心安神、敛汗、生津；柏子仁味甘，性平，归心、肾、大肠经，功效为养心安神、润肠通便。

2. 主治应用

酸枣仁主治虚烦不眠，惊悸多梦，体虚多汗，津伤口渴。本品甘酸补敛，性平不偏，善于养心益肝而安神，善治心肝阴血亏虚之心神不安、失眠多梦等，为养心安神之要药。兼能敛汗治疗体虚多汗，为治疗阴液亏虚之口渴咽干的常用药物。

柏子仁主治阴血不足所导致的虚烦失眠、心悸怔忡以及肠燥便秘。本品甘平，质润多脂，为平补润燥之品，能补阴血而养心安神，善治阴血亏虚之虚烦不眠。入大肠经，能润肠燥而通便，可治阴血亏虚之肠燥便秘。

3. 应用经验

二者均为安神治失眠之药，而在临床应用中却又有细微差别。其中，柏子仁偏于养心，功在养心安神，为平补之品，治疗心悸怔忡之失眠；而酸枣仁偏于清虚热，功在清虚烦而安神，为清养之品，治疗虚烦不眠、多梦、心悸、惊悸等。

十九、活血调经——益母草、茺蔚子

1. 药物来源

益母草来源于唇形科植物益母草的干燥地上部分；茺蔚子来源于唇形科植物益母草的干燥成熟果实。

2. 药性功效

益母草味辛、苦，性微寒，入心、肝、膀胱经，功效为活血祛瘀、利尿消肿、清热解毒；茺蔚子味甘、辛，性微寒，归肝经，功效为活血调经、清肝明目。

3. 主治应用

益母草性善走散，能活血祛瘀而通经，为妇人经产要药。善治产前、产后及月事诸恙。《本草纲目》曰："益母草之根、茎、花、叶、实，并皆入药，可同用。若治手足厥阴血分风热，明目益精，调妇人经脉……若治肿毒疮疡，消水行血，妇人胎产诸病，则宜并用为良。盖其根、茎、花、叶专于行，而其子则行中有补故也。"《本草汇言》曰："益母草，行血养血，行血而不伤新血，养血而不滞瘀血，诚为血家之圣药也。妇人临产之时，气有不顺，而迫血妄行，或逆于上，或崩于下，或横生不顺，或子死腹中，或胞衣不落，或恶露攻心，血胀血晕，或沥浆难生，蹊涩不下，或呕逆恶心，烦乱眩晕，是皆临产危急之症，惟益母草统能治之。"《本草正》曰："益母草，性滑而利，善调女人胎产诸证，故有益母之号。然不得以其益母之名，谓妇人所必用也。盖用其滑利之性则可，求其补益之功则未也。"《本草》言其久服益精轻身，诚不足信。此外如退浮肿，下水气及跌扑瘀阻，通大小便之类，皆以其能利也。《本经逢原》曰："丹方以益母之嫩叶阴干，拌童便、陈酒，九蒸九晒，入四物汤料为丸，治产后诸证。但功专行血，故崩漏下血，若脾胃不实，大肠不固者勿用，为其性下行也。"《本草求真》曰："益母草，消水行血，去瘀生新，调经解毒，为胎前胎后要剂。"另益母草性滑而利，功能利水消肿而"主浮肿下水"，用治水肿、小便不利，可单用，如《外台秘要》治尿血，服益母草汁；益母草性凉能清热解毒，对于热毒壅滞或湿热蕴蒸肌肤所致的疮痈、痒疹，有解毒清热、止痒消痈的作用，既可内服，又可外用。

茺蔚子主治月经不调，痛经，闭经，产后瘀滞腹痛，肝热头痛，头晕，目赤肿痛，目生翳障。《本经》只载其"主明目益精，除水气"，而无益母草之名。朱震亨认为茺蔚子活血行气，有补阴之功，故名益母。凡胎前产后所恃者，血气也。胎前无滞，产后无虚，以其行中有补也。《本草纲目》曰："茺蔚子，白花者入气分，紫花者入血分。治妇女经脉不调，胎产一切血气诸病，妙品也。而医方鲜知用，时珍常以之同四物、香附诸药治人，获效甚多。盖包络生血，肝藏血，此物能活血补阴，故能明目，益精，调经，治女人诸病也。"《本草经疏》曰："茺蔚子，为妇人胎产调经之要药。此药补而能行，辛散而兼润者也。目者，肝之窍也，益肝行血，故明目益精。其气纯阳，辛走而不守，故除水气。肝脏有火则血逆，肝凉则降而顺矣。大热头痛心烦，皆血虚而热之候也，清肝散热和血，则头痛心烦俱解。"《本草正义》曰："茺蔚，古人止用其子。《本经》之明目益精，则温和养血，而又沉重，直达下焦，故为补益肾阴之用。除水气者，辛温下降，故能通络而逐水。其茎可浴疹痒。则活血疏风之功也。《别录》加以微寒，则亦温亦寒，大是不妥，盖当时以治热症，因而羼入此说，疗血逆者，温和行血，又子能重坠下降，故能平逆，惟主大热头痛心烦，则与温养之性不符，存而不论可也。"

4. 现代研究

益母草含益母草碱、水苏碱等多种生物碱，对子宫有直接兴奋作用，可使子宫收缩频率幅度及紧张度增加，能改善肾功能，并明显增加尿量，水煎剂对皮肤真菌有抑制作用。

茺蔚子主要成分为亚油酸、亚麻酸、棕榈酸等，对其子宫亦有明显的兴奋作用，水浸液、乙醇水浸液等均有降压作用，临床常用于治疗高血压、子宫脱垂等病症。

5. 应用经验

临床中，顾自悦主任医师多将益母草用于妇科诸病，如经闭、痛经、月经不调等，若月经不调属气滞血瘀者，可与川芎、赤芍、当归、木香等同用。而茺蔚子在平肝清利头目的作用上则独擅其长，顾自悦主任医师临床常用之配蔓荆子、青葙子治疗头痛、三叉神经痛、头晕目眩、迎风流泪等症，确有良效。

二十、行气化湿止泻
——白豆蔻、草豆蔻、肉豆蔻

1. 药物来源

白豆蔻为姜科多年生草本植物白豆蔻的果实；草豆蔻为姜科多年生草本植物草豆蔻的种子；肉豆蔻为肉豆科高大常绿乔木肉豆蔻的成熟种仁。

2. 药性功效

白豆蔻味辛，性温，归肺、脾、胃经，功效为行气、化湿、健胃、温胃止呕；草豆蔻味辛，性温，归脾、胃经，功效为温中、燥湿；肉豆蔻别名肉果、玉果，味辛，性温，归脾、胃、大肠经，功效为涩肠止泻、温中行气。

3. 主治应用

白豆蔻适用于湿阻中焦证或湿温证者，若湿阻中焦则胃脘胀满，不思饮食，常配伍苍术、厚朴、陈皮等化湿行气之品。湿温初起，胸闷不爽，常配杏仁、薏苡仁、厚朴等。另胃寒呕吐者，可配伍半夏、藿香等。胃寒呃逆，可配丁香同用。

草豆蔻能温化中焦寒湿，脾胃寒湿偏盛者宜之，临床胃寒泛吐清涎可配合吴茱萸、高良姜等温中之品，湿盛者配苍术、厚朴等，若寒湿久泻，宜与肉桂、干姜、肉豆蔻等温中收涩之品同用。

肉豆蔻辛散温燥芳香，以面裹煨熟去油，可改变滑泻之性为固涩之用，故入大肠能涩肠止泻，入脾胃有温脾开胃、行气宽中之效。主治寒虚久泻、脱肛，中焦寒郁气滞、腹胀呕吐、不欲饮食等，尤以久泻不止兼有湿滞胀满、呕吐者为宜。

4. 现代研究

白豆蔻主要成分为右旋龙脑、右旋樟脑及桉叶素，能促进胃液分泌，兴奋肠管蠕动，驱除肠内积气，并抑制肠内异常发酵；草豆蔻能抑菌，其煎剂在试管内对金黄色葡萄球菌、痢疾杆菌及大肠杆菌有抑制作用；肉豆蔻中含肉豆蔻醚、丁香酚、异丁香酚等，可兴奋胃肠平滑肌，另具有镇静、抗肿瘤、抗炎作用。

5. 应用经验

三者均气味芳香辛散，均有行气之效，白豆蔻偏于化湿止呕，草豆蔻偏于温中燥湿，肉豆蔻偏于涩肠止泻。

白豆蔻可行气化湿，顾自悦主任医师临床常用于湿热病患者，不论外感时令之湿邪或湿阻中焦脾失健运者，湿热相合，胶结不解，常将其与二陈汤、三仁汤、猪苓汤加减合用，效果显著。针对阴虚血燥者则不宜用。

草豆蔻辛热香散，功与肉豆蔻相似，但以辛热燥湿除寒，性兼有涩，但相比肉豆蔻涩性较弱，可止大肠滑脱，临床凡湿郁成病，胃脘作痛，用草豆蔻效显。

肉豆蔻芳香辛散，顾自悦主任医师临床用于治疗久泻而胀满者，可配伍木香以增强行气消胀之功；又可治久泻而胃寒腹冷者，可配伍附子增强温中散寒除冷之效；还可治久泻而腹痛甚者，可配伍五味子加强固涩止痛之效；若治久泻滑脱之虚证，可与党参、黄芪、茯苓、白术、当归等补养气血之品同用，标本同治，扶正祛邪。

二十一、活血调经——刺蒺藜、沙苑子

1. 药物来源

刺蒺藜，又名白蒺藜，为刺蒺藜科一年生草本植物刺蒺藜的干燥成熟果实；沙苑子，又名沙蒺藜、沙苑蒺藜、潼蒺藜，为豆科一年生草本植物扁茎黄芪的成熟种子。

2. 药性功效

刺蒺藜味苦、辛，性平，归肝经，具有平肝潜阳、疏肝解郁、祛风明目、祛风止痒之效；沙苑子味甘，性温，归肝、肾经，具有补肾固精、养肝明目之效。

3. 主治应用

刺蒺藜主入肝经，既能平肝阳，又能散风邪，为治头痛、眩晕之要药，用于治疗肝阳上亢所致的头晕眼花等症，常与菊花、白芍同用；亦治头风头痛证属风热者，常选桑叶、菊花、蔓荆子合用，以疏散风热止痛；此外还具有疏肝散结功效，常与柴胡、青皮、香附等疏肝药合用。本品苦泄轻清，可疏风明目，为眼科常用药，《本经逢原》曰："白蒺藜为治风明目要药。"《本草求真》亦称："宣散肝经风邪，凡因风盛而见目赤肿翳，并通身白癜瘙痒难当者，服此治无不效。"治风热炎上，目赤多泪等实证者，常与菊花、蔓荆子、决明子、连翘等同用。本品辛散苦泄，轻扬疏泄，有祛风止痒之力，用于风疹瘙痒等症，常与荆芥、蝉衣等同用。

沙苑子入肝、肾经，用于肝肾亏损所致遗精、小便余沥、带下清稀等病症，可配伍芡实、山茱萸等温补固涩之品。另该品温而不燥，能固肾精，目得血而能视，养肝血明目，适用于头昏目暗、视物昏花，与枸杞子、菟丝子同用，可提高养肝明目之效。

4. 现代研究

刺蒺藜含皂苷、脂肪油、挥发油、生物碱等，具有明显的抗心肌缺血作用。现代研究发现，沙苑子具有抗动脉粥样硬化、抗血小板聚集、抗衰老的作用。

沙苑子含多种氨基酸，具有增强免疫、保肝、降血压、改善血液流变学、抑制血小板聚集、降血脂、抗炎、镇痛解热等作用。

5. 应用经验

刺蒺藜与沙苑子皆有明目功效，但主治不同。刺蒺藜为平肝祛风而明目，沙苑子则补肾固精养肝而明目，另刺蒺藜善于疏散风热，主治风热所致的目赤多泪，而沙苑子长于补肾养肝，适用于肝肾不足的头昏目暗。临床上顾自悦主任医师善将刺蒺藜用于肝阳上亢之头晕目眩等症，常与钩藤、天麻、菊花等同用加强平肝潜阳之力。沙苑子常用于阴血亏虚、肝肾不足之双目干涩等症，常与枸杞子、菊花合用加强养肝明目之效。

二十二、清气分热——生石膏、寒水石

生石膏与寒水石均为矿物类药材，均为辛寒之品，均入胃经，具有清热泻火之功效，可用于治疗热病烦渴等，但使用有别。

1. 药物来源

生石膏为硫酸盐类矿物硬石膏族石膏，主要成分为含水硫酸钙，主产于湖北、四川、安徽，全年可采；寒水石为硫酸盐类矿物芒硝的天然晶体，主产于河北、山西等地，全年可采。

2. 药性功效

两者均有清热泻火、除烦止渴之功效。生石膏兼入肺经；寒水石兼入心、肾经，有利窍、消肿之功。

3. 主治应用

生石膏清热泻火、解肌透热，为清泻肺胃气分实热之要药。常与知母合用治疗温热病气分实热，症见大热、烦渴、汗出、脉洪大；配玄参治温病气血两燔，症见神昏谵语、发斑等；配麻黄、杏仁等治疗肺热咳喘证；配生地黄、麦冬等治疗胃热上蒸证。

寒水石与生石膏同用，治疗温热病气分实热。可配黄连、甘草等治疗伤寒阳明实热证之癫狂等，亦可与黄柏合用治疗口疮，配青黛治疗热毒疮肿。

4. 现代研究

生石膏主要成分为二水硫酸钙。动物实验表明，石膏浸液对离体动物心脏小剂量时有兴奋作用，大剂量时有抑制作用，对肌肉和外周神经有兴奋性作用。此外，石膏能增强细胞杀菌能力，有缩短凝血时间、利尿、促进胆汁排泄等作用。

寒水石为硫酸盐类矿物芒硝的天然晶体。目前全国各地所用寒水石主要分为南、北寒水石两大类，南寒水石是天然的碳酸钙矿石，北寒水石是天然的硫酸钙矿石。由于成分的不同，其药理效应也存在明显的差别。南寒水石为碳酸钙类矿石，其主要成分除含有大量钙、氧外，还含有硅、镁、砷、汞、铁、铝、锰、铅、钠、钾、锌等元素。北寒水石主要包括硬石膏、石膏、芒硝。

5. 应用经验

石膏多生用。寒水石多经过炮制去毒后服用，生用多为外用。治疗温热病气分实热时，两者可联合使用，生石膏善清肺经实热，寒水石清心火。

二十三、补肾助阳——肉苁蓉、锁阳

1. 药物来源

肉苁蓉是列当科植物肉苁蓉的带鳞叶的肉质茎，主产于新疆、内蒙古，春季采收；锁阳是草本植物锁阳的肉质茎，主产于内蒙古、青海、甘肃等地，春季采收。

2. 药性功效

两者均具有补肾助阳、润肠通便之功。肉苁蓉味甘、咸，性温，归肾、大肠经；锁阳味甘，性温，归肝、肾、大肠经。

3. 主治应用

两者都可用于治疗肾阳亏虚、精血亏虚、阳痿不孕、腰膝酸软、筋骨无力和肠燥便秘。肉苁蓉温和滋补，温补不伤阴，可长期服用，润肠养血之功胜于锁阳。

4. 现代研究

肉苁蓉中主要含有苯乙醇苷类、环烯醚萜苷、木脂素苷、糖类等化合物，其中含量最高的为苯乙醇苷类化合物，为其主要活性成分。《中国药典》中对肉苁蓉进行鉴别和含量测定的主要指标为松果菊苷和毛蕊花糖苷。现代药理研究表明：

肉苁蓉具有激活肾上腺、释放皮质激素的作用，还具有润肠通便、保肝、抗骨质疏松、抗氧化、抗衰老、抗疲劳等作用。

锁阳具有多种生物活性成分，其中包括黄酮类、三萜类、甾体类、糖苷类、鞣质类、有机酸以及多种挥发性成分，动物实验表明，锁阳具有滋补强壮、增强免疫、抗衰老、抗应激、清除自由基、抑制血小板凝集等作用。

5. 应用经验

肉苁蓉是历代补肾壮阳和增力处方中使用频度最高的药物，常用于治疗肾阳不足、肠燥便秘和老年性痴呆等，同时顾自悦主任医师指出肉苁蓉温补而不伤阴，可长期服用，润肠养血之功胜于锁阳，但是胃弱便溏和相火旺盛的患者需慎用，以免加重病情，而且价格昂贵。锁阳补益功效则较烈，补阳益精之力较大，适合短期食用，润肠作用不及肉苁蓉，价格相对便宜。

二十四、清肺化痰止咳——浙贝母、川贝母

1. 药物来源

浙贝母系百合科贝母属植物浙贝母的干燥鳞茎，主产于浙江，初夏采挖；川贝母为百合科植物川贝母、暗紫贝母、甘肃贝母或梭砂贝母的干燥鳞茎，主产于四川、西藏、青海、甘肃、云南，又称"松贝""青贝""炉贝"，夏、秋季或积雪融化时采挖。

2. 药性功效

浙贝母味苦，性寒，归肺、心经，功效为清热化痰、散结消痈；川贝母味苦、甘，性微寒，归肺、心经，功效为清热化痰、润肺止咳、消肿散结。

3. 主治应用

两者均可治痰热咳嗽。其中浙贝母苦寒性较大，清热力较强，功偏清肺化痰，多用于治疗痰热郁肺或风热咳嗽，症见痰黄而稠等；川贝母苦寒性较小，清热力不足，但味甘质润，功偏润肺止咳，多用治肺燥咳嗽，虚劳久咳。此外，两者均具备散结之功，治疗痰热郁结之病证，如瘰疬、痈肿、肺痈等。浙贝母清热、开郁、散结力较强。

4. 现代研究

现代药理研究表明，浙贝母的重要活性成分是浙贝甲素和浙贝乙素。低浓度下的浙贝母碱有明显扩张支气管平滑肌的作用，同时具有镇咳、祛痰和松弛气管平滑肌、抗炎和逆转细菌耐药等作用。研究表明浙贝母有较强的抗幽门螺杆菌、抗溃疡和镇痛、抗炎作用。

川贝母含多种生物碱，主要药效成分是异甾体生物碱和生物碱，有镇咳、祛痰、平喘的药理作用，另外对心血管系统尚有降压的作用，对平滑肌、神经系统等均具有一定作用。

5. 应用经验

川贝母相比浙贝母苦寒性较小，清热力不足，但味甘质润，功偏润肺止咳，对于肺燥咳嗽、虚劳久咳者效较浙贝母好。同时其清热解郁、散结力不及浙贝母，多用于治疗体虚痰结者。

第三部分

自拟经验方总结

一、三子平肝汤

【方剂分析】

组成：

蔓荆子 10g 　　青葙子 10g 　　茺蔚子 10g 　　天麻 10g

刺蒺藜 9g 　　　钩藤 30g 　　　生地黄 10g 　　牡丹皮 10g

山茱萸 10g

功效：平肝潜阳，息风止痛。

主治：肝阳偏亢引起的面痛、头痛、头晕等，兼见面红目赤，夜寐不宁，口苦咽干，舌红苔黄，脉弦。

方解：本方中所谓"三子"，即蔓荆子、青葙子、茺蔚子，均为味苦、微寒之品，用以清泻肝火、平抑肝阳，为君药；天麻、刺蒺藜与钩藤清热平肝息风，助君药清热平肝，为臣药；生地黄、牡丹皮、山茱萸益肾养阴凉血，滋水涵木，共为佐使药，以标本同治。

讨论：本方为顾自悦主任医师自拟，是治疗头痛、头晕、面痛的常用方，适用于肝阳偏亢引起的三叉神经痛、头痛、头晕，临床效果较好。眩晕、头痛以本虚为主，兼有标实。本虚即元气耗损，气血亏虚，肝肾不足，易致髓海失养，脑窍空虚；标实即风阳上扰，痰瘀阻滞脑窍脉络，清阳不升，正气亏虚所致。此外，还应注重脏腑功能的平衡，据"诸风掉眩，皆属于肝"的理论，认为眩晕、头痛的病变脏腑主要责之于肝、脾、肾，以肝为重点。患者肝肾不足，或烦劳而怒，阳亢于上，血随气逆，并走于上而发病。肝肾阴虚，肝阳偏亢，阳亢化风，风阳上扰，故见眩晕，头痛。肾水不能上济于心，则心中烦热。本证重点在于上盛下虚，因此需要标本兼治，但应主要针对标实治疗，治以平肝阳滋肾水。本方上能清热平肝潜阳，下能滋补肾阴，共奏标本同治之功。

【验案举隅】

刘某，女，23岁，右眼胀痛半年，加重2天。患者近半年来右眼胀痛反复发作，伴头顶胀痛，无视物旋转和恶心呕吐，否认心脏病史，曾在综合医院眼科就诊，诊断为"青睫综合征"，2天前因劳累后又发作。刻下症见：右眼胀痛，伴头顶疼痛，口苦，心烦，便秘，舌红，苔少，脉弱。诊断为眼痛，证属肝火上扰、灼伤目睛，治以清肝泻火、明目止痛，拟用三子平肝汤加减：

青葙子12g，蔓荆子12g，茺蔚子12g，黄芩10g，生地黄20g，牡丹皮10g，白芍12g，刺蒺藜9g，栀子10g，石决明20g，菊花12g，桑叶20g，熟大黄9g。水煎200ml，早晚各服，忌食辛辣之品。

二诊：患者自述眼胀痛明显减轻，头顶疼痛也得到改善，前方加入天麻10g、钩藤12g，继服2周。

半年后随诊未再复发。

分析：患者右眼胀痛，伴头顶疼痛、口苦、心烦、便秘、舌红、苔少、脉弦等症状，皆因肝火上扰所致。肝火灼伤目睛而致眼痛，上扰清窍而致头痛，故用三子平肝汤加减以平肝泻火、明目止痛。其中青葙子、蔓荆子、茺蔚子平肝清热，生地黄、牡丹皮、栀子、黄芩育阴凉血，白芍、刺蒺藜、石决明养阴柔肝，桑叶、木贼草、菊花平肝清热明目，熟大黄通便泻火，全方共奏清肝泻火、明目止痛之功，药证相符而获效。

二、补肾生髓汤

【方剂分析】

组成：

熟地黄 25g	桑寄生 15g	何首乌 20g	山茱萸 20g
牛膝 30g	龟板 12g	桑椹 20g	当归 12g
白芍 20g	菊花 10g	枸杞 10g	女贞子 10g
磁石 30g			

功能：补肾生髓，滋养清窍。

主治：耳鸣耳聋，兼见头晕，头胀，面赤，口干，手足心热，腰酸膝软，舌红，苔少，脉弦细涩。

方解：方中熟地黄、山茱萸、桑寄生滋阴补肾；枸杞、女贞子、桑椹补益肝肾；当归、白芍、龟板滋阴养血；何首乌、菊花养肝血，平肝；牛膝强肾益精，引药入肾；磁石滋补肾阴，平肝潜阳，聪耳明目。全方共奏补肾生髓、滋养清窍之功效。

讨论：中医认为肾为先天之本，肾藏精，主生长、发育、生殖。肾主水，主纳气，生髓、主骨，通于脑，开窍于耳。肾主藏精，而能生髓，髓居于骨中，骨赖髓以充养。所以《素问·宣明五气》曰"肾主骨"，《素问·阴阳应象大论》曰"肾生骨髓"。肾精充足，则骨髓生化有源，骨骼得到髓的充实滋养而坚固有力。髓有骨髓和脊髓之分，脊髓上通于脑，所以《灵枢·海论》曰"脑为髓之海"。脑髓依赖于肾精的不断化生，如肾精亏虚者，除出现腰酸腿软外，还会出现头晕、失眠、思维迟钝等症状。耳的听觉功能，依赖于肾的精气充养。只有肾的精气充足，才能听觉灵敏。故《灵枢·脉度》曰："肾气通于耳，肾和则耳能闻五音矣。"如果肾精不足，则将出现耳鸣、耳聋等。所以老年人多见耳聋失聪等症，这往往是由于肾精衰少的缘故。顾自悦主任医师通过大量的实践总结，自拟补肾生髓汤治疗耳鸣耳聋，疗效显著。

【验案举隅】

见本书第 56 页验案。

附：补肾益髓汤

【方剂分析】

组成：

鹿角胶 10g	熟地黄 30g	山药 15g	酒萸肉 15g
枸杞子 15g	菟丝子 15g	石菖蒲 12g	远志 12g
龟板胶 10g	牛膝 30g	砂仁 10g	

功效：补益脾肾，化瘀降浊。

主治：髓减脑消或痰瘀痹阻脑络引起的痴呆。

讨论：血管性认知功能障碍属于中医学呆病、痴呆、健忘等范畴。其发生与脑血管病、高血压、糖尿病、血脂异常等血管动脉粥样硬化因素及病理结局密切相关，而脑卒中又是其中最主要影响因素。血管性轻度认知损害与血管性痴呆是血管性认知障碍的不同发展阶段，二者病因病机、证候学、治法、治则方面息息相通。脑卒中后多种证候要素相互影响同时并存，既往证候研究表明中风后认知受损与肾虚、痰浊、肝风、瘀血、热毒、气虚等病理要素相关。

顾自悦主任医师认为痴呆是由于髓减脑消或痰瘀痹阻脑络、神机失调而引起的无意识障碍状态下，以影响生活和社交能力等为主要临床表现的一种脑功能减退性疾病。临床以呆傻愚笨、智能低下、喜忘为主要临床表现。顾自悦主任医师指出血管性认知障碍的病机为年老体衰—肝肾精血不足—髓海空虚；脾胃功能减退—运化无力—气血生化不足；脾虚湿盛—痰浊上犯；气虚血瘀—痰瘀阻闭等多种病理因素导致脑失濡养发为痴呆，故治疗上主要以补益脾肾、化瘀降浊为法。临床多采用《景岳全书》中"七福饮"及自拟补肾益髓汤加减调制，疗效显著。

【验案举隅】

张某，男，72 岁，某公路局退休职工，2016 年 12 月 6 日就诊。患者有高血压病史 20 余年，高脂血症病史 12 年，坚持服用降血压、降血脂药物。2016 年 12 月 6 日由家人陪同前来就诊。家人代诉：4 个月前因头晕就诊，诊断为腔隙性脑梗死，3 个月以来患者经常出现头晕、耳鸣，记忆力明显减退，出门时经常忘记是否锁门，也不能回忆起所去区域，伴神疲乏力、精神萎靡，懒惰思卧，腰酸腿软，不愿意活动走路，有时走路不稳。苔薄白，脉沉无力。头颅 CT、核磁报告示脑白质脱髓鞘，多发腔隙性脑梗死，脑萎缩，脑室扩大。诊断为痴呆，辨证为髓海空虚、脑失濡养，治以补肾益髓、濡养清窍，自拟补肾益髓汤加减：

鹿角胶 10g，熟地黄 30g，山药 15g，酒萸肉 15g，枸杞子 15g，菟丝子 15g，石菖蒲 12g，远志 12g，龟板胶 10g，牛膝 30g，砂仁 10g。水煎服，每日 2 次温服。

二诊：上方服用 3 周，家属诉药后患者个别症状减轻，情绪较稳定，白天能自行活动，步行锻炼，头晕减轻，记忆力仍稍差，苔薄白，脉沉细。拟前方加党参 20g，炒白术 20g，茯苓 30g，炙甘草 10g，以益气健脾，脾肾共调，嘱其连续服用 4 周。

三诊：服用补肾益髓汤后，患者精神转佳，夜间睡眠质量好转，记忆力轻度变差，病情基本稳定，嘱其继服前药，坚持服用半年，以控制症状发展。

分析：鹿角胶、龟板胶补肾益髓填精，为血肉有情之品；熟地黄、山药、山茱萸三药合用，滋阴补肾以治其本；枸杞子、菟丝子、杜仲补肾益阴；石菖蒲、远志安神益智通窍；当归、黄柏、牛膝滋阴补肾；砂仁益肾又防滋补之品黏腻，使补而不腻。全方共奏补肾益髓、濡养脑窍之功。顾自悦主任医师认为痴呆之证，凡以肾虚型为主证患者治疗须重视补肾填精方能获效，正如《灵枢》云"人始生，先成精，精成而脑髓生""肾藏精，精充髓，髓荣脑，脑为髓之海"。《医学心悟》云："肾主智，肾虚则智不足。"《景岳全书》云："然真阴所居，惟肾为主。盖肾为精血之海，而人之生气，同天地之阳气，无非自下而上，所以肾为五脏之本。故肾水亏，则肝失所滋而血燥生；肾水亏，则水不归源而脾痰起；肾水亏，则心肾不交而神色败；肾水亏，则盗伤肺气而喘嗽频；肾水亏，则孤阳无主而虚火炽……五脏之伤，穷必及肾。"这些观点都进一步强调了肾与其他脏器的相互关系、相互影响，强调了肾脏功能的重要性。本案为老年肾衰，肾虚不能化精，髓海失荣，髓少不能养脑，脑失濡养则枯萎，脑萎则神机不用而发为痴呆。故肾虚是本型痴呆病的核心病机，治疗必须强调重点：补肾益髓填精、濡养脑窍。

三、百合乌药降气汤

【方剂分析】

组成：

百合 30g	乌药 10g	陈皮 10g	半夏 9g
茯苓 20g	蒲黄 10g	枳壳 10g	砂仁 10g
丹参 20g	泽兰 10g	香橼 10g	沉香 6g

功效：顺气解郁，活血化瘀，和胃降逆。

主治：各种原因引起的呃逆。

方解：百合、乌药健脾和中，理气；陈皮、茯苓、半夏、砂仁健脾祛湿和中；蒲黄、丹参、泽兰活血化瘀；香橼、沉香理气降逆。

【验案举隅】

验案一

张某，女性，65岁。患者因患脑血栓形成在医院住院治疗，2周后出院，在家进食时因生气而致呃逆频作，曾先后服用舒肝和胃丸、加味逍遥丸、莫沙必利、维U颠茄铝等药物均未见明显效果，呃逆频作近3周。刻下症见：呃逆不已，自觉气从胃膈上冲，胸膈疼痛，胸闷脘痞，食欲不振，面色晦暗，舌质紫暗，脉弦涩。辨证为肝气郁滞、瘀血内停、横逆犯胃，治以顺气解郁、活血化瘀、和胃降逆，处方：

百合 30g，乌药 10g，陈皮 12g，半夏 9g，茯苓 20g，蒲黄 10g，枳壳 10g，砂仁 10g，丹参 30g，泽兰 12g，香橼 10g，沉香 6g。

患者自诉服药 2 剂后，呃逆明显减轻，胸痛亦减轻，能进食，服药 7 剂后诸症减轻。嘱其忌食辛辣等刺激性食品，前方加入当归、赤芍、竹茹以养血和血、降逆止呕，继服 7 剂，经 3 次加减调理后呃逆已止。

分析：李用粹在《证治汇补·呃逆》中提出："治当降气化痰和胃为主，随其所感而用药。气逆者，疏导之；食停者，消化之；痰滞者，涌吐之；热郁者，清下之；血瘀者，破导之。"这就对呃逆者提出了疏导、消化、清下、破瘀之法。本例患者呃逆已 3 周，且服用舒肝和胃丸、加味逍遥丸等药而未见效果，刻下症见其"胸闷胸痛、面色晦暗、舌质紫暗、脉弦涩"，据舌、脉、证来看，说明病不单独在气，而已入血，有气滞和血瘀并存，故选用百合乌药降逆汤。治以顺气解郁、活血化瘀、和胃降逆，药证相符而获效。

验案二

焦某，女，50 岁，胃胀痛 10 余年，反复发作，时轻时重，易呃逆，遇寒加重，手足凉，大便溏泄，曾服用小建中汤、归脾汤、附子理中丸等方剂以及西药均不效。于 2014 年 2 月 11 日来诊。查：面色暗，语声低，胃脘部压痛，舌质淡水滑，苔薄白，脉细弱。诊断为胃胀，辨证为脾胃虚寒，治以温中补虚，处方：

百合 10g，乌药 10g，高良姜 10g，香附 10g，陈皮 10g，草豆蔻 10g，瓦楞子 15g，海螵蛸 15g，黄芪 20g，桂枝 10g，

白芍 12g，炙甘草 10g，吴茱萸 6g，生姜 10g。

患者服 3 剂后症状减轻，服 14 剂后患者病愈。

分析：本患者患病时间已 10 余年，久病当用重药，因此应用小建中汤治疗略显杯水车薪，故选用黄芪建中汤温中补虚、和里缓急，良附丸温胃理气，百合乌药汤散寒止痛，吴茱萸汤温中补虚、降逆止呕。全方"除顽疾不留邪，消沉疴不伤正"，起到温中补虚、和中止痛的作用。

四、健脾养神汤

【方剂分析】

组成：

人参 10g	白术 30g	茯苓 30g	炙甘草 10g
山药 30g	柏子仁 10g	石菖蒲 12g	远志 10g
黄芪 20g	浮小麦 30g	牡蛎 30g	当归 12g
大枣 10g	百合 12g		

功效：补益心脾，濡养脑窍。

主治：心脾两虚引起的痴呆、失眠、健忘等病症。

方解：方中黄芪、党参、白术、茯苓、炙甘草加强补气之功，因有形之血不能速生，无形之气所当急补，气生则血生，为君药；柏子仁、黄芪、当归补气养血；白芍、百合养血和血，共为臣药；牡蛎、浮小麦、五味子、大枣养心定悸、安神止烦，为佐使药。全方共奏补益心脾、濡养脑窍之功效。

【验案举隅】

见本书第 33 页验案。

五、柴桂解郁饮

【方剂分析】

组成：

柴胡 10g	半夏 10g	郁金 10g	大枣 10g
桂枝 10g	党参 20g	生姜 6g	白芍 12g
合欢皮 15g	龙骨 30g	牡蛎 30g	龙齿 30g

功效：疏肝解郁，益气镇惊。

主治：卒中后抑郁。症见情感低落、兴趣减退、缺乏主动性、悲观厌世、全身疲劳等。

方解：本方柴胡为君，兼达疏肝利胆及调理脾胃之功效，以桂枝为臣，兼具调理中焦及荣营和卫之效用。君臣相和即为柴胡桂枝汤，调和人之阴阳与气血。药方中小柴胡汤的作用是疏肝解郁，以达到肝气调达的目的。桂枝内调阴阳，干姜温中健脾益气，党参具有升气以及补气的功效。三药合用，滋补心胆之气血，龙骨、牡蛎、龙齿重镇安神，配合适当的心理疏导则效果更佳。

加减运用：肝郁化火则加黄芩，起到清肝的功效。

【验案举隅】

朱某，男，57岁，2015年7月11日就诊，卒中后情绪抑郁 1 个月。患者约 50 天前患脑梗死，出现左侧肢体活动不利，言语欠清，肢体麻木，经住院治疗，患者肢体活动不利、麻木、言语不利均改善，现可独立行走。但患者于 1 个月前出现失眠，情绪低落，不愿配合康复治疗，心悸易惊，脘腹胀满，时有悲伤。中医诊断为郁证，辨证为肝郁气滞、心神失养，西医诊断为卒中后抑郁，治以疏肝解郁、镇静安神，拟用柴桂解郁饮：

柴胡 10g，郁金 10g，党参 20g，半夏 10g，黄芩 10g，桂枝 10g，白芍 12g，生姜 6g，大枣 10g，合欢皮 15g，龙骨（先煎）30g，牡蛎（先煎）30g，龙齿（先煎）30g。将上述药物加水 400ml，浸泡 1 小时，煎 30 分钟，取汁 200ml，二煎加水 400ml，取汁 200ml，两煎混合，分早晚 2 次，饭后服用。

二诊：患者服前方后睡眠明显改善，情绪较前好转，已能配合康复治疗，但仍易惊，肢体疼痛，活动不利同前，予前方加磁石 30g，全蝎 10g，醋延胡索 10g，调服 7 剂。

三诊：患者诸症明显减轻，情绪好转，肢体不利好转，前方加减调服 1 个月。

患者 3 个月后随诊，已可独立行走，情绪正常，可正常交流。

分析："郁证"是脑卒中的一种变证，卒中后抑郁属于中医学"郁证"范畴。该病是在脑卒中的基础之上，由于患者的气血瘀滞不畅（风、瘀、痰、火等郁结）、肝气不达、情绪低落等，进而出现抑郁，病机关键在于肝郁气滞、心神失养。所以应以疏肝解郁、养血安神为主要治法。

顾自悦主任医师指出：大多数患者不能接受突然中风肢

体语言功能受限的现实，并对中风后生存质量的下降产生忧虑，因此卒中后情志不舒，导致肝失条达而发生抑郁。肝郁犯脾，耗伤心气，营血渐耗，心神失养，神失所藏而致心神不安，表现为情绪低落，睡眠障碍，心悸易惊。病机关键在于肝郁气滞，心神失养。针对这个病机，顾自悦主任医师创立柴桂解郁汤来治疗，达到了标本兼治的目的。治疗在于疏肝解郁、养心镇静安神。

六、益气化痰汤

【方剂分析】

组成：

黄芪 30g	远志 10g	党参 10g	白术 20g
茯苓 30g	杏仁 10g	陈皮 12g	半夏 9g
紫苏子 10g	枳壳 10g	瓜蒌 20g	前胡 10g
百部 10g	胡桃肉 10g	五味子 10g	

方解：方中黄芪、党参、白术、茯苓、远志益气健脾，化痰升清；陈皮、半夏燥湿化痰；紫苏子、枳壳、杏仁理气，化痰止咳；百部除湿止咳；瓜蒌、前胡宣肺止咳；胡桃肉补益肺肾，止咳定喘。全方共奏益气、化痰、止咳的功效。

【验案举隅】

刘某，男性，72岁。患者患喘息性支气管炎10余年，春冬季发作较多，每次发作时喘息不定，伴心悸、头晕、汗出，咳嗽加重时心慌、气短、尿频，已有3次晕厥。刻下症见：咳嗽痰白而稀，声低气短，动则咳甚，咳痰无力，面色苍白，头目眩晕，口不渴，舌淡，脉细滑。辨证为肺肾两虚、痰浊内蕴、清阳不升、脑失濡养，治以补益肺肾、涤痰祛湿、升清降浊、濡养清窍。处方：

黄芪 30g，远志 10g，党参 30g，白术 30g，茯苓 30g，杏仁 10g，陈皮 10g，半夏 9g，紫苏子 10g，枳壳 10g，瓜蒌 20g，前胡 10g，百部 10g，胡桃肉 10g。

上方服 7 剂，咳嗽明显减轻，未再出现头晕，上方加减服用 1 个月，咳嗽、晕厥未复发。

分析：晕厥是神经内科之常见病症，因全脑血流量突然减少而导致短暂发作性意识丧失。临床多见心源性晕厥、脑源性晕厥、低血压性晕厥、严重贫血性晕厥、过度换气性晕厥、反射性晕厥。反射性晕厥临床多见于排尿性晕厥、吞咽性晕厥、咳嗽性晕厥。近几年通过应用益气化痰汤治疗咳嗽性晕厥有较好疗效。

七、胡颓牡荆汤

【方剂分析】

组成：

胡颓叶 15g	牡荆子 10g	熟地黄 20g	当归 12g
化橘红 15g	半夏 9g	茯苓 20g	炙甘草 10g
远志 10g	党参 20g	紫菀 15g	款冬花 15g
黄芪 30g	淫羊藿 12g	鹿衔草 30g	五味子 10g

功效：补益肺肾，涤痰祛湿。

主治：适用于肺肾两虚、痰湿内阻之咳嗽喘促、自汗恶风等症。

【验案举隅】

郭某，女，67 岁。反复咳喘 20 余年，加重 1 周。刻下症见咳嗽喘促，动则喘甚，痰多稀薄，自汗恶风，舌淡，苔白，有剥苔，脉细弱。辨证为肺肾两虚、痰湿内阻，治以补益肺肾、涤痰祛湿，自拟胡颓牡荆汤加味：

胡颓叶 15g，牡荆子 12g，熟地黄 20g，当归 12g，陈皮 15g，半夏 9g，茯苓 20g，炙甘草 10g，党参 20g，远志 10g，紫菀 15g，款冬花 15g，黄芪 30g，淫羊藿 10g，鹿衔草 30g，五味子 10g。

二诊：药后自述喘气稍减，仍感咳嗽吐白痰，前方加紫苏子 10g，浙贝母 12g，白芥子 10g。

三诊：服药 2 周后，咳喘吐痰已明显减轻，前方加百部 12g，炒白术 20g。患者继服 5 周，诸症俱减，已停服西药，睡眠、饮食均转佳。

分析：本方中有 3 味药物在治疗中起到了重要作用。胡颓子味酸，性平，有平喘止咳的功效，可用于治疗咳嗽、咳血、气喘、肺虚气短等；牡荆子有化湿祛痰、止咳平喘、理气止痛之功效，可用于治疗咳嗽气喘、胃痛、泄泻、痢疾、疝气痛等；鹿衔草性温，味甘、苦，归肝肾经，有祛风湿、强筋骨、止血、止咳之功效，主治风湿痹证、久咳劳嗽、咳血等。随证加减，可有补益肺肾、涤痰祛湿之效。

八、地榆秦连汤

【方剂分析】

组成：

生地榆 30g　　秦皮 15g　　黄连 9g　　白头翁 15g

薏苡仁 30g　　滑石 12g　　苍术 12g　　当归 10g

白芍 12g　　石榴皮 10g　　炙甘草 10g　　木香 10g

功效：清热利湿。

主治：溃疡性结肠炎证属湿热蕴结，症见腹痛，泄泻，大便稀溏，口苦，尿黄，舌红，苔黄腻，脉滑数。

【验案举隅】

见本书第 133 页验案。

九、育阴息风汤

【方剂分析】

组成：

熟地黄 25g	山茱萸 15g	当归 10g	白芍 30g
石斛 20g	黄精 20g	牛膝 30g	龟板 12g
生龙骨 30g	生牡蛎 30g	天麻 15g	钩藤 30g
全蝎 6g	蜈蚣 3 条	白附子 6g	地龙 6g

功效：滋补肝肾，平肝潜阳，活血通络。

主治：肝肾阴虚、肝风内动证。

【验案举隅】

见本书第 80 页验案一。